現代育児の落とし穴

小児科歴45年の医師が解説

医療法人松川クリニック
松川武平
MATSUKAWA BUHEI

幻冬舎 MC

はじめに

自立心がない、人の話を聞けない、家族以外の人とどう付き合っていいか分からない……。近年、そんな子どもが激増しています。こうした子どもたちは年齢を重ねるほど社会から孤立した状況におかれていく場合が多く、集団生活になじめない、勉強嫌い、友人をつくれないなどの悩みを抱えています。結果として不登校や引きこもりになり、揚げ句には暴力で人を制圧したり、性的な抑制が利かなくなったりしてしまう子もいます。

私は約45年間にわたり小児科医として臨床の現場に携わってきました。さまざまな親子と接してきた経験から、子どもたちが成長段階で挫折し社会になじめなくなってしまうのは、親子の関わり方の変化が原因の一つであると考えています。

現代では多くの子どもが幼い頃から保育所に預けられ、極端な場合は生後2カ月で保育所に通い始める子もいます。こうなると、子どもが両親と接する時間はごくわずかです。

そのわずかな時間でも、スマートフォンが手放せず片手間に子どもと接している親は数多くいます。母乳を与えていてもおむつを替えていても、心は別のところにあります。子守りは動画配信サービスやテレビにお任せ。1歳を過ぎた頃からスマートフォンやタブレットでゲームをしている子どもすらいるのです。

経済的な理由から両親ともに働かなければならない場合もありますし、短い時間に濃密な親子の接触を持つことができればよいのですが、なかなかそうはいっていないのが現実なのです。

元愛知医科大学小児科教授であり医事評論家、さらには育児書のベストセラー作家であった恩師の久徳重盛先生は、1979（昭和54）年に『母原病』という本を執筆され、「お母さんの養育が問題で子どもたちが心身症を起こす」と切実な声をあげられました。「文明が発展するほど、私たち人間は育児が下手になり、その影響が子どもたちに現れる」とも唱えていらっしゃいました。また、3歳までの子育てが重要で、その多くを担う母親の接し方が子どもの成長に大きな影響を与えるとも言及されています。久徳先生の出版から45年経ち、通信技術やメディアの発展、核家族化、少子化など、日本社会は大きく変化してきました。その結果、日本は育児下手な親で溢《あふ》れるようになってきています。親世代がスマートフォンやゲーム、インターネットに浸って育っていますから、昔に比べると人との触れ合いが減り、圧倒的に社会性が育っていません。物理的に親となったとしても、子どもへの接し方が分からず、親として当たり前の育児ができず、気づかぬうちに子どもの成長に悪影響を与えているのです。久徳先生の言葉は、現代社会の様相をピタリと予測していたといえるでしょう。

また、子育ては妊娠前から準備が必要です。母親となる女性には出産と育児に耐えられる体力が求められますし、妊娠出産を乗り切るためには正常なホルモン分泌も大切です。ところが１９９０年代以降、女性の体力低下は明らかに目立ち始めています。ダイエットのしすぎや運動不足、睡眠と食事の質の低下などが原因でホルモン分泌のバランスが乱れ、妊娠しづらい体になっている女性も少なくありません。妊娠できたとしても妊娠中の低栄養と運動量の不足で未熟児が生まれてしまう、あるいは正常な分娩ができずに帝王切開、吸引分娩など無理な分娩も増えてきています。分娩時のリスクが子どもの成長に必ずしも影響するわけではありませんが、お母さんの体力減少や栄養状態が要因となっているのは明らかです。

こうした話をすると「老害」とか、「考えが古い」と指摘する人も少なくありません。現実として小児医療現場で医師が日々実感していることを発信しても、なかなか若い世代に受け入れてはもらえません。それでも今回、私がこの本を執筆しようと決意したのは、子どもたちの未来が危険だと心の底から判断したからです。このままでは数十年後には、成長段階において問題を抱えたまま大きくなった人々が社会に溢れ、社会活動がままならなくなる可能性すらあるのです。もちろん、本人たちも対人関係がうまくいかず、コミュニケーションがとれないなどの悩みを増大させていくでしょう。

自分の夢を見つけ、それに向かって頑張ることができる、わが子がそんな人に育ってほしいと願うのであれば、この本を一読ください。そして小さな気づきがあったら、その部分だけでも読み返してみてください。できるだけ簡潔に、そして丁寧に子育てのポイントを書いたつもりです。これから本格的に子育てをするお母さん、そしてお父さん、また若い世代を支えるおじいちゃん、おばあちゃんが、安心して子どもたちと生きていく一助になれば著者として望外の喜びです。

小児科歴45年の医師が解説　現代育児の落とし穴　目次

［第2章］「母親の栄養不足」や「父親の無関心」は危険信号
胎児期からのふれあいが、子どもの心身に影響する

［第3章］子どもとの〝スキンシップ不足〟はNG

愛着形成がなければ子どもは健やかに育たない

［第4章］　幼少期の実体験不足が及ぼす悪影響

体験を通した五感の刺激がなければ創造力や共感力は育まれない

［第1章］

夜型生活、スマホ子守り、スキンシップ不足親子の関わりが薄いと子どもは社会から孤立する

子どもたちの睡眠の乱れ

近年、子どもたちの生活環境は大きく変わってきています。

私は45年以上にわたり小児科医として多くの子どもたちと関わってきました。診察だけではなく校医として小学生を中心とした子どもたちと話をする機会が多く、現代の子どもたちの生活習慣や考え方の変化に大きな危機感を持っています。

私が小児科医となったのは45年前ですから、当時と比べて生活環境が変わってきているのは当然であり、その変化が子どもたちにも影響を与えるのは言うまでもありません。もちろん良い方向に影響を与えているのであれば問題はないのですが、残念ながら子どもたちの健康状態は悪化し、思考力やコミュニケーション能力の低下がみられます。

特にここ5、6年ほどで私が最も気になっているのは子どもたちの睡眠についてです。心配を通り越し、危機的状況と感じるようにさえなってきました。深夜まで起きている子が多く、圧倒的に睡眠時間が不足しているのです。

厚生労働省が2023年に発表した「健康づくりのための睡眠ガイド」では、推奨する

子どもにおける年齢別の推奨睡眠時間

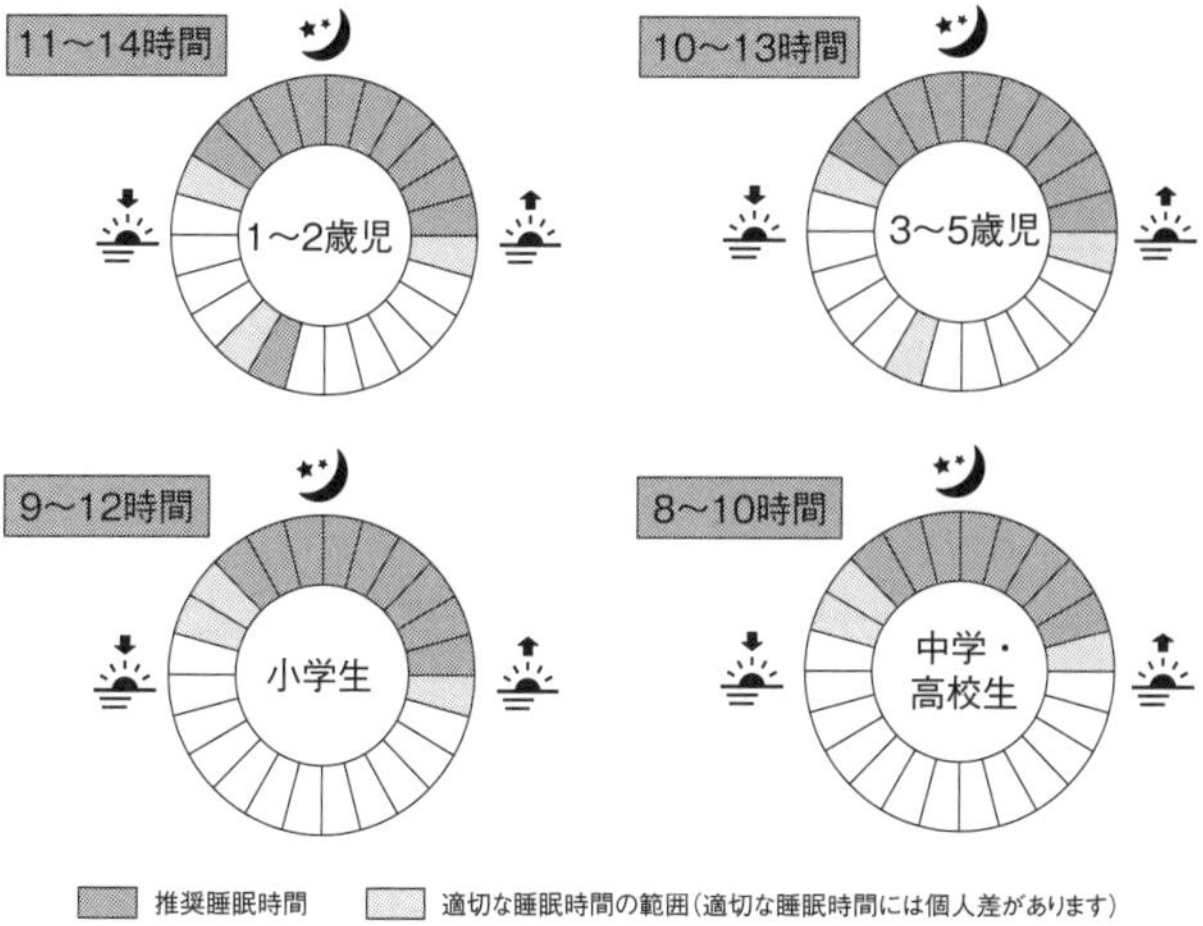

出典：厚生労働省「健康づくりのための睡眠ガイド 2023」

子どもの平均の睡眠時間

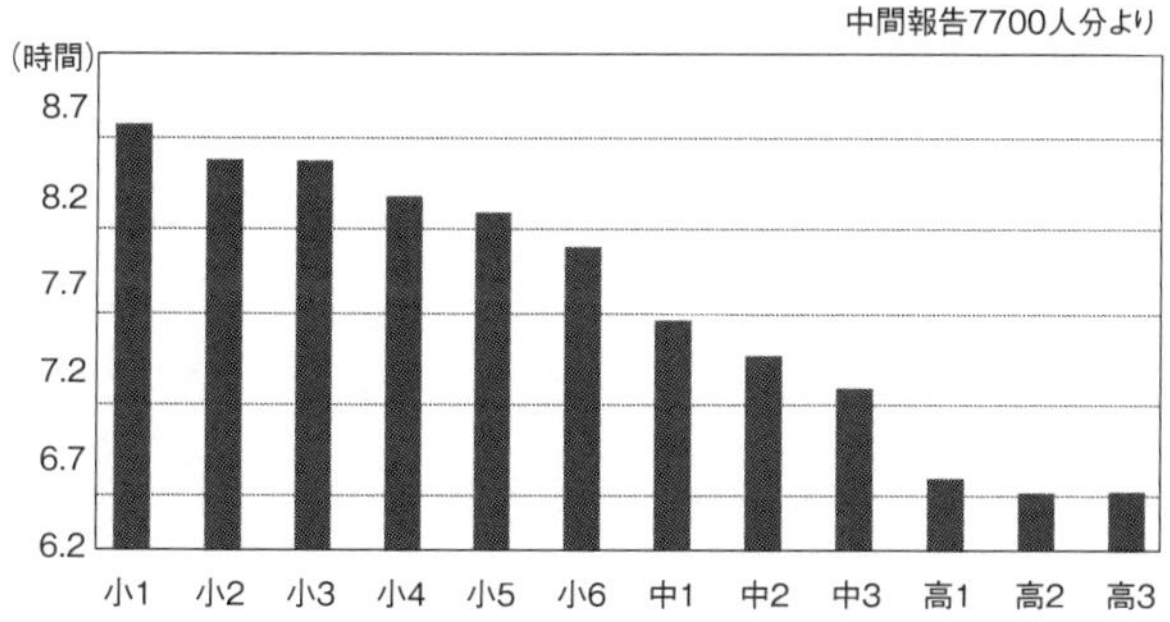

出典：ベネッセ教育総合研究所「ベネッセ教育情報」

睡眠時間を小学生で9～12時間、中高生で8～10時間としています。これは免疫学調査や生理研究に基づいて、主要な睡眠研究者が各成長時期における心身機能の回復や成長に必要な睡眠時間を見積もったデータで、多くの国でも参考にされている数値です。

では現状の子どもたちの睡眠時間はどうなっているのか。2016（平成28）年に名古屋市の学校保健会が実施した調査では、小学校5年生で、午後11時から12時に寝る子が9％、12時以降に寝る子が3％、中学生では午後11時から12時に寝る子が40％、12時以降に寝る子が21％という結果が出ていました。

また、東京大学の上田泰己教授などのグループが7700人に実施している睡眠時間と睡眠リズムの調査の中間発表では、小学生から高校生までのすべての学年で睡眠時間が不足傾向にあることが明らかになっています。小学1年生の平均睡眠時間は8・6時間、小学6年生と中学生は8時間未満、高校生は全学年が7時間未満です。実際、私自身が診察の現場で聞く話や小学生との会話からも、日をまたいでから眠りについている小学生が1割以上はいると実感しています。

睡眠時間の不足や遅い時間の就寝は、心身の成長に関わるホルモン分泌に影響を与えます。特に思春期が始まる小学校高学年からは、睡眠と覚醒のリズムが日中の活動にも大きく関与します。学習や部活動、人間関係の構築にも問題が生じる可能性が十分にあります。就寝時間が不規則で休日はだらだらと寝て過ごす。このような生活リズムの乱れは、やがて自律神経失調症を起こし、体のあちこちに不調を起こすようになります。未来の日本社会のためにも、すべての大人がこの事実を認識し、改善のための策を講じる必要があるのです。

コミュニケーション能力を奪うゲームとスマホ

もう一つ、今の子どもたちを語るうえで外せないのがゲームと動画です。据え置き型のゲーム機はもちろん、携帯型のゲーム、スマホに入れるアプリゲーム、さらにはパソコンでゲームをしている、動画を見ている子も増えてきています。

日に2~3時間を費やす子はざらですし、なかには10時間以上ゲームやスマホに接している子もいます。当然、眼科の医師からは視力の低下について警鐘を鳴らされ、目の健康のためには1日1時間が限界と釘を刺す声が溢れているのです。

ゲーム画面やスマホを長時間注視していると眼精疲労を起こし、若い人でも老眼のような症状を示すことが知られています。ピントを合わせる筋肉である毛様体筋が緊張し水晶体が厚くなるのですが、長時間、同じ距離を見続けることで筋肉の緊張が戻りにくくなり、いわゆる「スマホ老眼」の状態になってしまうのです。ゲームを終えたときに目をこすったり、ボーッと遠くを見ていたりしている場合は、スマホ老眼を起こしている可能性が十分にあります。

子どものうちは目を休めれば回復してきますが、何時間もゲームを続ければ筋肉のダメージは相当なもの。また、目は3歳頃までに急速に成長し、6歳頃に視力が安定します。その大切な時期にゲームや動画の画面を長時間見続ければ、なんらかの支障をきたすのは否めません。

危険なのは視力だけではありません。幼児のうちからゲームやスマホに触れている子は少なくありません。近年、低年齢化はさらに進み、2歳にも満たないのにスマホを操作できる子もいます。ゲームやスマホを与えておけばおとなしくしてくれるので、親もついつい子守りとして頼ってしまう気持ちは、私にも孫がいるので理解はできます。ですが、子守りを機械に任せてしまえば、当然のように親と関わる時間は削られてしまいます。

親との触れ合いは、子どもにとって体験や情報を得る最も身近で重要なツールです。コミュニケーションの面でいえば、どんな顔をしたら相手が喜ぶのか、悲しむのか、心配してくれるのかを知るようになります。言葉のチョイスや話し方で相手にどう伝わるのかを学ぶ機会でもあります。

笑顔で話しかけられる機会の多かった子と、表情や言葉かけの少ない環境で育った子ではコミュニケーション能力に大きな差がでることはさまざまな研究でも立証されています。わが子に保育園や幼稚園、学校で楽しく生活してほしいと願うなら、幼いときほど親とのコミュニケーションの時間を増やす必要があるのです。

ゲームや動画の視聴は大人でもそうですが、依存症になる危険性が高いのも心配です。特にネットでつながったゲームをするようになると、ゲーム仲間に認めてもらいたい、もっと上手になりたいといった感情によって、止められなくなってしまい依存症のリスクは高まります。「あと1回だけ」を何度でも繰り返しているうちに、気づいたら1時間、

2時間が過ぎ、不登校の原因にさえなってしまいます。

驚くかもしれませんが低年齢であっても依存症は起こります。本来、子どもというのは気が散りやすく、すぐに次のことに興味が移る好奇心を持っているものです。じっと座ったまま、動画やゲームに長時間集中している幼児の姿は、小児科医の私の目には異様に映ります。幼稚園児や小学校低学年の児童と話していて「将来はゲームさえできれば満足」と明言する子もたくさんいて、ゲームや動画以外に心を満たすものがないのだろうかと心配になります。未来志向性がとても乏しいのだろうと感じるのです。

10歳を過ぎると依存状態を治すのは非常に難しくなります。親の頑張りでは解決できず、無理にゲームやスマホを取り上げると半狂乱になって暴れまわるかもしれません。結論からいえば、いちばんの解決策は幼い頃から「見せない」「触らせない」ことにつきます。ゲームや動画よりも楽しいと感じられる体験を親子で一緒にする。親にとっては時間も体力も使いますから大変なのは重々承知のうえですが、やはり子育てには親の頑張りが必要なのです。

今の若い親たちは、自身もゲームや動画で育っている世代で、親自身が自宅でゲームに

スクリーンタイムの経年変化

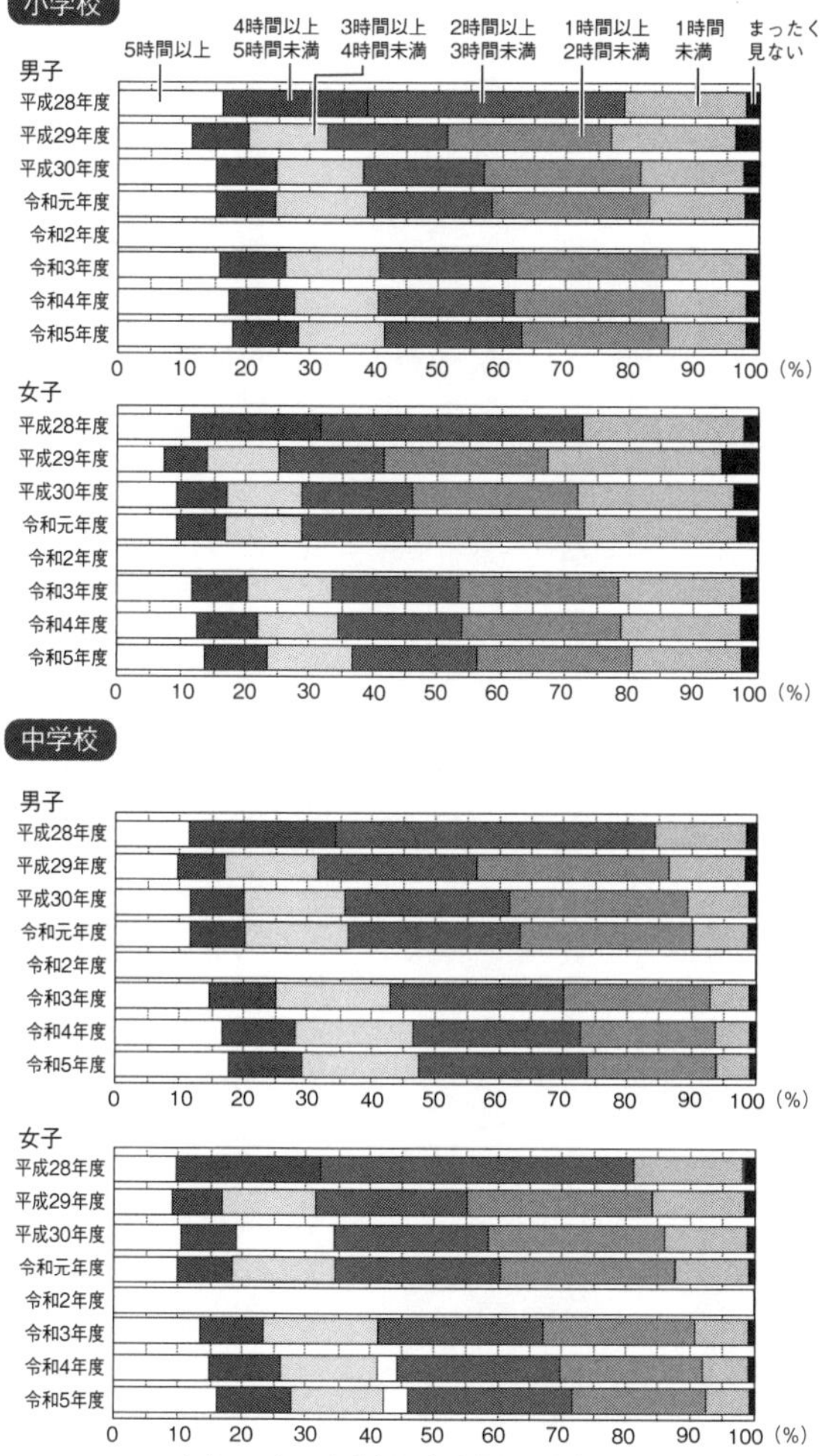

出典：スポーツ庁「令和4年度体力・運動能力、運動習慣等調査」

熱中している姿を子どもに見せているケースも少なくありません。仕事から帰るとゲーム、食事中にはＳＮＳをチェック、食後はまたゲーム。これでは親が子どもにゲームやスマホを触るなといっても説得力はありません。結果として親子の会話はなくなり、子どもが中学生くらいになると静まり返った家の中で各自がイヤホンやヘッドホンをして画面に向き合うようになってしまいます。こうした環境では子どもの自立心や向上心、コミュニケーション力などが育ちにくく、社会の荒波に立ち向かう力を養えなくなってしまうのです。

体力が足りない子どもたち

子どもたちの体力低下も深刻な問題です。空き地が減り、公園でのボール投げが禁止されるなど自由に体を動かせる場所が減っていることも一因ですが、やはりゲームやスマホが体を動かす機会を減らしていると考えてよいでしょう。私がよく通りかかる公園でも、座り込んで携帯ゲーム機やカードゲームで遊んでいる子どもが目立ち、もったいないな、体を動かしてほしいなと感じます。

50m 走タイムの年次推移

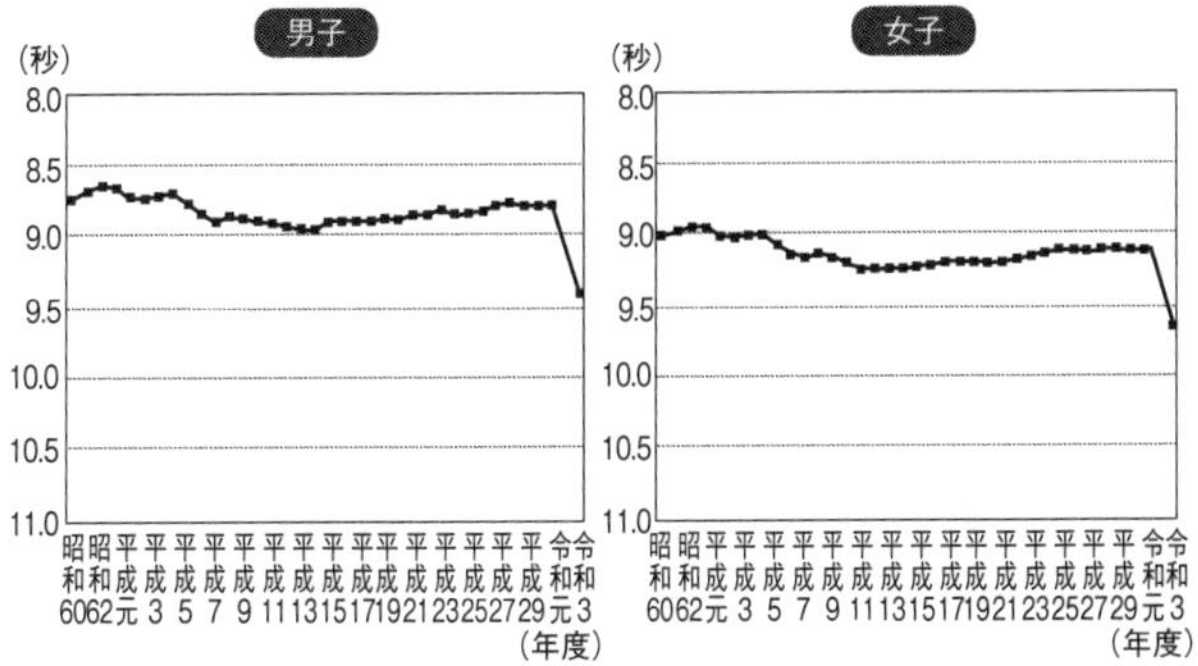

出典：スポーツ庁「令和3年度体力・運動能力調査」

文部科学省の報告では、50m走のタイムも昔に比べて落ちてきています。11歳の男子で見ると、1986（昭和61）年が8・74秒、2006（平成18）年が8・29秒、2019（令和元）年が8・87秒、2021（令和3）年は9・45秒。女子では、1986年が9・04秒、2006（平成18）年が9・22秒、2019年が9・15秒、2021年は9・54秒でした。体育の先生に話を聞くと、パタパタと足音を立てたり、腰が落ちてしまったりと、走り方が下手な子が増えているそうです。車での移動が増え、地面を蹴って歩く、走るチャンスが減ってしまっているのかもしれません。

「一週間にどれくらい運動をしているか」の2023（令和5）年の調査では、男子では420

分以上の子が5割、女子では3割弱いる一方で、1時間未満の子は以前に比べて男女とも増加してきています。小学校5年生では男子の4・6%、女子の6・9%が運動時間を0分と回答しています。420分以上運動している子は、習い事で運動をしている可能性が高く、運動をしていない子は家の中で過ごす時間が多いと予測できます。運動に関しての二極化は今後も続き、体力のない子どもの割合が増えていくのは明白でしょう。

また、出産・妊娠に必要な体力レベルの背筋力指数（背筋力を体重で除した値）があるのですが、1990（平成2）年以降の高校3年生の女子の体力は、必要な体力レベルから1・5も下回るようになってきています。

子どもの体力低下の原因としては2020（令和2）年から感染症流行により、外での活動や集団での運動を自粛せざるを得なかった背景もありますが、スポーツ庁は「朝食を食べない」「睡眠不足」「スクリーンタイム（ゲームを含めた映像の視聴時間）の増加」を、子どもたちの体力不足の大きな原因と分析しています。原因が分かっているのであれば改善は可能です。大人が改善のために動かなければなりません。

自尊感情の低い子どもたち

日本の子どもたちは、自尊感情が低いといわれています。

日本と海外の若者がどれくらい「自分自身に満足しているか」を内閣府が２０１９（令和元）年に「子供・若者白書」で発表した数字を見てみましょう。

日本の若者は45・1％が自分自身に満足していると回答しています。一方、海外では大きく数値が異なります。韓国73・5％、アメリカ87・0％、イギリス80・1％、ドイツ81・8％、フランス85・8％、スウェーデン74・1％と、日本は最下位でした。

また「自分に長所があると感じている」という質問に対して日本の若者は62・2％があると回答していますが、韓国74・2％、アメリカ91・2％、イギリス87・9％、ドイツ91・4％、フランス90・6％、スウェーデン72・7％と、日本はやはり最下位です。

さらに「自分の考えをはっきり相手に伝えられる」の項では、日本は46・3％、韓国74・4％、アメリカ80・7％、イギリス78・4％、ドイツ76・5％、フランス80・0％、スウェーデン62・5％と、こちらも最下位という結果。ほかにも明るさ、やさしさ、忍耐力・努力家、慎み深さ、賢さ、まじめさ、正義感、決断力、体力運動能力、容姿の面すべてで最も低い結果となっていました。

2022(令和4)年に実施された新たな調査(こども・若者の意識と生活に関する調査/内閣府)では、「今の自分が好き」という質問に対して15~19歳の36・5%が「あてはまらない、どちらかというとあてはまらない」と回答しています。自分を好きになれない、つまりは自分を認められないというのは、将来に希望を持てず、努力に意味を感じられない人生を歩まざるを得ない可能性があります。

こうした自尊感情の低さは、日本の子どもたちの育てられ方に問題があると私は考えています。おくゆかしさは日本人の美徳かもしれませんが、自分を主張する、個性を表現する教育を行い、自尊感情を高める教育が必須なのは確かです。

幸福度の低い日本の子どもたち

自尊感情だけでなく、日本の子どもたちは幸福度も低いことが分かっています。

ユニセフが2020(令和2)年に公表した先進国の子どもの幸福度に関する報告書

「レポートカード16　子どもたちに影響する世界：先進国の子どもの幸福度を形作るものは何か」によると、日本の子どもの「精神的幸福度」は38カ国中37位という結果でした。多くの国の子どもたちの80％以上が「生活に満足している」と回答したにもかかわらず、日本では62％にとどまりました。

また、厚生労働省の「２０２３（令和５）年版自殺対策白書」によると、日本の10代の死因1位は自殺で、10代の死因の5割を超えています。Ｇ７加盟国に目を向けてみると、10代の死因1位が自殺となっているのは日本のみ。少年少女が自ら命を絶つ割合がこれほど多いのは由々しき事態です。

簡単に自殺の多い理由を語ることはできませんが、子どもたちの心が弱くなっているのは事実です。競争をできる限り排除し、皆が平等であることを求める社会。小学校の運動会では徒競走の順位をつけないとか、そもそも争う競技は行わない学校もあると聞きます。しかし競争を全面的に排除してしまったら、子どもたちは自分にとって得意なことは何なのか、苦手なことは何なのかを知らずに育ってしまいます。将来の夢を見つける手段を奪われてしまうのです。

努力する機会も減ってしまいます。1位を取りたいから練習しよう、友達に勝ちたいから頑張ろうといった努力のきっかけもなくします。また、クラスやチームで一致団結するイベントが減ってしまうと、社会の中での自分の立ち位置を知るチャンスを失いかねません。自分はリーダーシップを取るべきか、二番手としてトップを支えるのか、弱い立場の人をサポートする役割なのかなど、社会の中での自分の価値に気づくことができず、結局は幸福感を得にくい人生になってしまうのです。

さらに、日常の生活が快適すぎるのも幸福度が上がらない一因です。快適なほうが幸せに思えるかもしれませんが、不快さや苦労があるからこそ、心地よさに気づけるのです。

例えば暑さ、寒さに耐える機会は昔に比べて圧倒的に減っています。部屋の中は常に一定の温度と湿度、外出には車を使います。もちろん昔に比べて気温が上がり、エアコンが必須なのは理解できますが、快適すぎる環境に居続けるとわずかな環境の変化にも体が音を上げるようになってしまいます。多少の暑さや寒さを衣類でコントロールしたり、運動や水浴びで体温調整をしたりすることで「気持ちよさ」を味わうことができるはずです。

通学時の荷物が重いのは気の毒と、2018年9月、文部科学省は各地の教育委員会に対して「宿題で使用する教材等を明示することにより、家庭学習で使用する予定のない教材等について、児童生徒の机の中などに置いて帰ることを認めている」と連絡をしました。いわゆる「置き勉」を認めたのです。実際には学校や担任の采配に任されているようですが、実践されているとしたら考えものです。これまでの子どもたちは重い荷物を背負って通学することで、毎日「今日も頑張った」という達成感を味わい、さらには少しずつ体力をつけ、精神的にも強くなってきた側面があるのです。

自宅ではスイッチを押せばテレビやゲームを楽しめますし、調べ物のために図書館へ行くまでもなく、百科事典や辞書をめくる作業もいらず、スマホを軽く指で触れば情報は溢れるほど出てきます。何をするのも簡単すぎて「自分で頑張った」という幸福感を得られる機会があまりにも少なすぎる現状。もちろん悪いのは子どもたちではありません。便利すぎる環境を子どもたちに与えてしまっている事実に大人が気づき、改善しなければ子どもの幸福度は上がらないのです。

子どもの成長の芽を摘む過保護な親たち

幸福感や満足感同様、心の成長も頑張りや努力で得られるものです。「苦労は買ってでもしろ」と昔から言いますが、この言葉は現代の子どもたちにこそ必要だと思います。

多くの若い親たちは「子どもになるべく苦労をさせたくない」と、先回りして動き、子どもの成長のチャンスを奪っているようにしか見えません。小学生になっても「今日は何を着ればいい?」「トイレに行ってきていい?」と、すべてが親頼り、親の承諾なくして動けない子が目立つのです。自分のことは自分でする、多少格好が悪くても、失敗してもいい、自分でチャレンジすることで子どもたちは「こうすればうまくいく」「このやり方はだめだった」「人に褒めてもらえるのはこういうときだ」と、人生の歩み方を学んでいきます。

手と口を出しすぎる過保護は子どもの学びと成長を妨げるだけです。親がしっかり自覚し、見守る子育てを実践しなければなりません。そして、子どもたちには「自分の言葉」で話す機会をたくさん与えてほしいのです。忙しいからと子どもの言葉を無下にせず、一日に数十分は子どもにしっかりと向き合う時間が必要です。

子どもの言葉や考えには未熟な部分がたくさんあり、ついつい意見したくなってしまいますが、親の価値観で先導するのは子どもの成長の芽を摘むことになります。子ども自身の言葉や思いを尊重する必要があるのです。

増加を続ける不登校児の数

文部科学省が発表した「2022（令和4）年度児童生徒の問題行動・不登校等生徒指導上の諸課題に関する調査結果」によると、小中学校における不登校児童生徒数は約30万人で、前年度に比べて5万人以上も増加していました。在籍児童生徒に占める不登校児童生徒の割合は3・2%。3クラスに1人程度は登校できない児童がいるという結果です。この数字は10年連続で増加している点にも注目しなければなりません。

私が子どもの頃も、問題のある子はそれなりにいました。しかし、完全に学校に来られなくなる不登校の子はほとんどいなかったように記憶しています。ここまで不登校児が増加している理由は一言では語れません。学校になじめない、いじめられている、勉強についていけない、あるいは発達障害が起因している可能性もあります。

登校をしぶるようになった子どもに対して、大人は素早く対応をしなければなりません。無理に学校に行かせる必要はありませんが、本人の意思に任せるという考えは間違っています。なぜなら、自室に引きこもるようになった子は、必ずといってよいほど生活のリズムを壊します。夜中はずっと起きてインターネットの世界に浸る、あるいはゲームに没頭する。反対に昼間はずっと眠っているというような生活を続けていると、近い将来、治療の必要な精神疾患を患ってしまうからです。

児童虐待の増加

児童虐待のニュースを見聞きするたびに胸が押しつぶされるような感覚になります。多くの大人は私と同じような気持ちだと思います。しかし残念なことに児童虐待の数は増加の一途です。

2022（令和4）年度の児童相談所による報告では21万9170件と前年度より1万1510件も増え、過去最多を更新しています。全体の59・1％が心理的虐待、

児童相談所における虐待相談対応件数とその推移

令和４年度中に、全国 232 か所の児童相談所が
児童虐待相談として対応した件数は 219,170 件（速報値）で、過去最多。

※対前年度比 +5.5%（11,510 件の増加）
（令和３年度：対前年度比 +1.3%（2,616 件の増加））
※相談対応件数とは、令和４年度中に児童相談所が相談を受け、援助方針会議の結果により指導や措置等を行った件数。

【主な傾向】
・心理的虐待に係る相談対応件数の増加
（令和３年度：124,724 件→令和４年度：129,484 件（+4,760 件））
・警察等からの通告の増加
（令和３年度：103,104 件→令和４年度：112,0965（+9,861 件））
〈令和３年度と比して児童虐待相談対応件数が増加した自治体への聞き取り〉
・関係機関の児童虐待防止に対する意識や感度が高まり、関係機関からの通告が増えている。

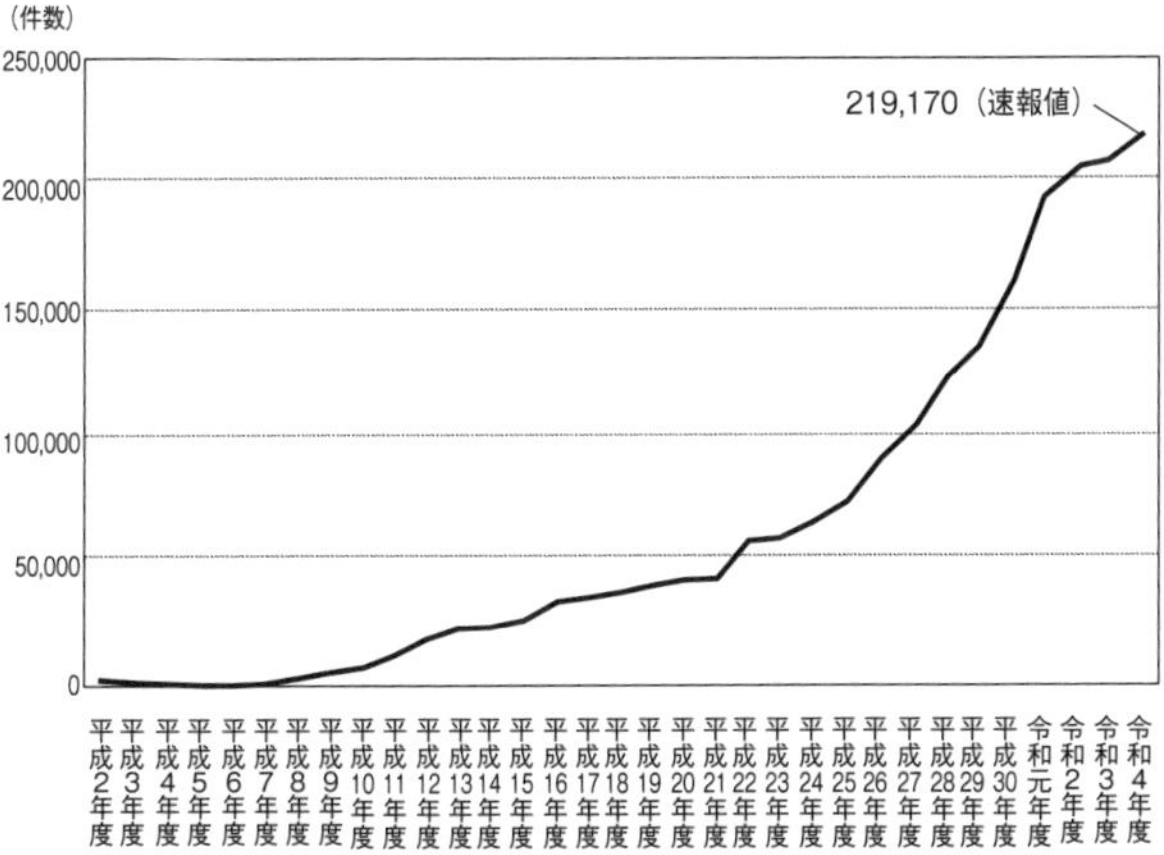

（注）平成22年度の件数は、東日本大震災により、福島県を除いて集計した数値。

出典：こども家庭庁

23・6％が身体的虐待、16・2％がネグレクト、1・1％が性的虐待と発表されています。ただしこれらの数字は児童相談所に相談された件数ですから、実態はさらにひどいであろうことは想像に難くありません。

私たち開業の小児科では、あまり身体的虐待を受けている児童を診察することはないのですが、過去に虐待を受けていた大人の人をカウンセリングしたことがありますので少し触れてみます。彼女はかなり深刻なケースで肉体的虐待と性的虐待を受けていました。両親は新興宗教の信者で、叩いてしつけをするというのが教団の教義で、幼児期より絶えず叩かれて育ったとのことでした。さらに中学生になると裸にされたり、父親から強制的に性交渉させられたりしていたことがあったようでした。父親の慰み者になっていたようです。彼女は大人になってもそのトラウマから脱することができず、絶えず希死念慮に呪縛されていました。

心理的虐待は時々経験します。両親の強い圧力があり、子どもの自由を認められず、過度な束縛を受けているケースもあります。

心理的虐待や肉体的虐待を受けて育った子は、生まれてこなかったほうがいい、生きている意味がないと考えがちで希死念慮と結びついてしまうことがあるようです。また、虐待のつらさから身を守るためにほかの人格をつくりあげることがあります。身代わりの人格が自分に起きている嫌なことに対応し、つらさを脳裏から消してしまうのです。

晩婚化・未婚化の進行がもたらすもの

日本での晩婚化と未婚化は進むばかりです。平均初婚年齢は1995年と2020年の25年間で男性が2・5歳、女性は約3歳も上がっています。一生のうちに一度も結婚をしない人の割合、生涯未婚率も増加しており、2020年のデータでは男性25・7%、女性16・4%となっています。

結婚しない、できない理由は人それぞれですが、結婚したい相手と出会えない、女性の社会進出によって自立する女性が多くなった、独身生活をエンジョイする人が増えた、経済的な不安、子育ての支援制度の不足などが主な原因となっているようです。

こうした事情の中、問題となっているのが晩産化です。一般的に女性は35歳を過ぎると

母の第１子出生時平均年齢（歳）

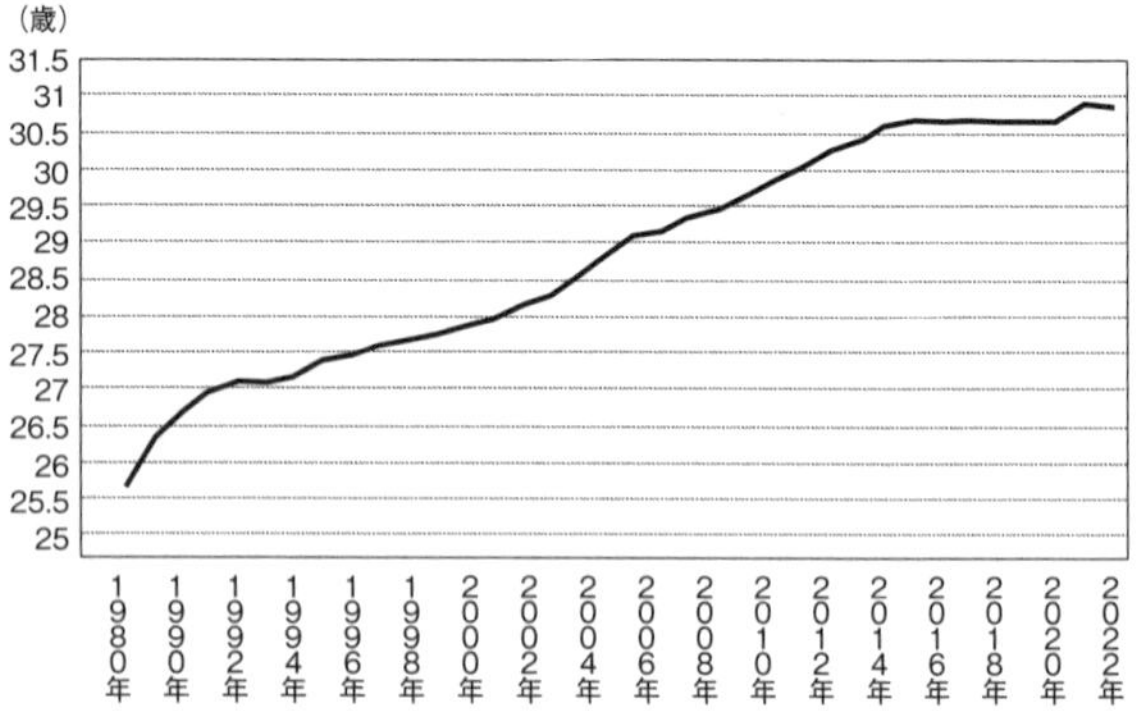

出典：2022（令和４）年　厚生労働省「人口動態統計月報年計」

妊娠する確率は下がり、流産のリスクが上がります。具体的には妊娠高血圧症候群や妊娠糖尿病、腎機能障害などのリスクが増え、出産までの道のりが険しくなるのです。また、出産後の体力の回復に時間がかかり、産後うつを起こしやすいともいわれています。

これら高齢女性の出産リスクについてはよく知られているのですが、実は男性側、父親となる人の高齢化も大きな問題があることはあまり知られていません。主に子どもの神経発達への影響が問題となります。

東北大学大学院医学系研究科発生発達神経科学分野の研究グループは、マウスの精巣で精子の形成過程のエピゲノム（遺伝子の高度な活用情報）変化を体系的に解析し、加齢による変化をカタログ化しました。その結果、遺伝子の働きを制御するいくつかのエピゲノムマーカー（細胞の個性を記憶する情報）は加齢に伴って大きく変化すると分かったのです。具体的には加齢によって起こる突然変異は、父親の生殖細胞で発生する頻度が母親のそれよりも3～4倍高いと判断されました。

ほかにも世界で発表されている研究報告を挙げておきましょう。

フィンランドの研究では、50歳以上で父親になった場合のほうが30～34歳で父親になった場合に比べて、子どもが双極性障害と診断される可能性は2・84倍高いという結果でした、イスラエルの精神科の入院患者を調査した研究では、出産時の父親の年齢が45歳以上で子どもの統合失調症と双極性障害のリスクが認められたといいます。また、統合失調症を発症すると予測される子どもの割合は、父親の年齢が25歳未満では141人に1人、30～35歳では99人に1人、50歳以上では47人に1人と推定されています。

米国医師会の精神医学専門誌「JAMAサイキアトリー」に掲載された論文によれば、1973年から2001年の間にスウェーデンで生まれたすべての人（約262万人）を対象に調査したところ、父親が20～24歳で生まれた子どもと、45歳以上で生まれた子どもではＡＤＨＤと診断される確率は約13倍にも跳ね上がったと報告されています。

子どもが自閉症となるリスクについてはスウェーデン・カロリンスカ研究所が研究発表を行っています。それによると父親になった年齢が20～24歳の男性に比べて、40～44歳の男性では1・45倍、45～49歳の男性では1・83倍、50歳以上の男性では2・26倍と、年齢層が上がるにつれて明らかに上昇しました。同様の調査を母親の出産年齢で見たときには35～39歳で1・11倍、40歳以上で1・26倍と年齢差による発症頻度に大きな変化は認められませんでした。

さらにカロリンスカ研究所の発表では、孫が自閉症を発症するリスクにも言及しています。父親になった年齢が20～24歳の男性に比べ、40～44歳で父親になった場合、孫が男児では1・23倍、女児では1・32倍、45～49歳の男性では男児は1・60倍、女児は1・34倍、50歳以上の男性では男児が1・67倍、女児が1・79倍と、祖父が父親になった年齢が高くなるほど孫の自閉症リスクが上がるとしているのです。

若い女性を妻にした男性を「年の差婚」とはやし立てている記事を見ることがあります

が、羨ましがっている場合ではありません。適齢期という言葉を差別的に感じる人もいるようですが、事実として親になる年齢によってリスクがあることは知っておく必要があるでしょう。

発達障害児の増加

親の年齢にかかわらず、日本全体として発達障害児の増加は顕著です。

近年のDSM－5－TR（精神疾患の診断・統計マニュアル）では神経発達症という言葉が採用されていますが、本書では多くの人に聞きなじみのある発達障害という言葉を使って進めていきます。

発達障害には、ASD（自閉症スペクトラム障害）、ADHD（注意欠如多動性障害）、LD（学習障害）、コミュニケーション症群、限局性学習症、チック症群、発達性協調運動症、常同運動症が含まれ、症状が重複して表出するケースも少なくありません。心理検査や発達検査、医師による問診によって診断が下されますが、血液検査や画像診断のように明確な診断基準があるわけではありません。日常生活に支障があるか、社会生活に不適

通級による指導を受けている児童生徒数の推移

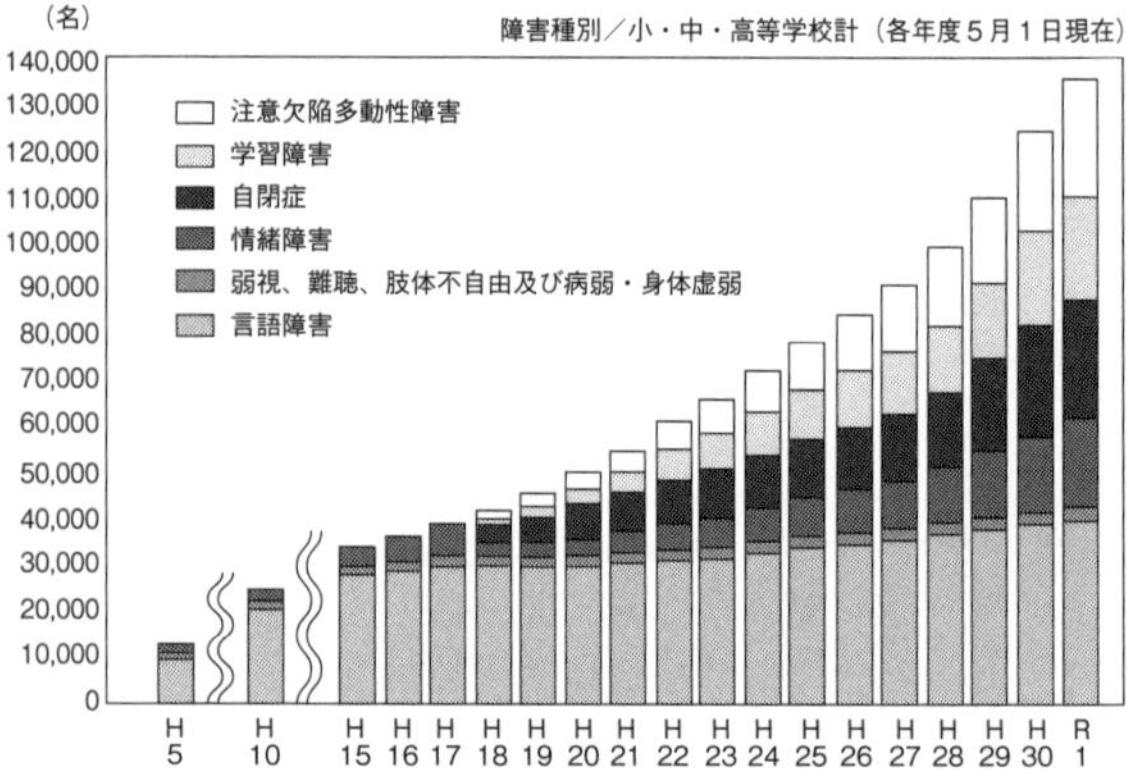

※平成30年度から、国立・私立学校を含めて調査。
※高等学校における通級による指導は平成30年度開始であることから、高等学校については平成30年度から計上。

出典：文部科学省「令和元年度特別支援教育に関する調査の結果」

合が見られるかなどを総合的に見て判断がされます。

　発達障害児数の推移は、調査方法や診断基準に左右されるところではありますが、一つの例として「通級による指導を受けている児童生徒数の推移」を見てもらいましょう。通級指導とは、小学校、中学校、高等学校などで、通常の学級での学習や生活におおむね参加できるものの、一部特別な指導を必要とする児童生徒に対して、障害に応じた特別の指導が受けられる授業のことをいいます。

　上の表によると2006（平成18）年を境に、発達障害の症状で通級指導を受ける生徒が増えていることが分かります。ただし、ここから急激に発達障害児が増えたわけではなく、2005（平成17）年に発達障害者支援法が施行され、ADHDとLDが通級指導の対象となったのが2007（平成19）年という行政側の理由が存在しています。同時に発達障害という言葉が一般的によく知られるようになり、医師に相談する親が増えた。結果として発達障害と診断される子が増えたという側面もあります。

とはいえ教員を対象に行った「2012（平成24）年度通常の学級に在籍する発達障害の可能性のある特別な教育的支援を必要とする児童生徒に関する調査結果」では、通常学級に在籍する児童の約6・5％が「学習面又は行動面で著しい困難を示す」と報告されています。小児科でも発達障害の子どもを診ない日はないほどで、私の感覚では子どもたちの1割から2割は発達障害児と同様の症状を呈しています。先天的といわれている発達障害が、これほど急速に増加するとは思えません。おそらく遺伝だけでは説明のできない原因があるのだろうと予測できるのです。

その原因について常日頃から私は考えてきましたが、現時点での結論としては子どもたちの発達に影響する「なんらかの問題」が強く作用している気がしています。例えば虐待を受けている子が発達障害と似た症状を見せることは知られており、日本における高機能自閉症やアスペルガー症候群の権威として知られる杉山登志郎医師は「第4の発達障害」と言い換えているほどです。

あとの章でも述べますが、ルーマニアの孤児には発達障害児が非常に多かったにもかかわらず、里親に引き取られ環境が変わったことで多くの子が改善したという話題は、まさに環境要因が発達障害に関連することを強く示唆しています。

すべてを「生まれつき」と簡単に判断せず、環境を丁寧に分析し、子どもにとって最適な居場所をつくってあげることで発達障害児の数は減少させられる可能性があると私は思っています。とはいっても、一度身についてしまった症状は、早い段階で固定してしまう恐れがあります。年齢とともに少しずつ社会に順応はしていきますが、多くの症状は変わらず残ってしまう可能性があります。だからこそ症状が固定してしまう前の早い段階で、環境を整えていく必要があるのです。

環境とはいつのことなのか、乳児期早期、新生児期に問題があるのか、もしかすると胎児期に問題があるのかもしれません。近年は胎児期のなんらかの影響が子どもの脳の発達に関わっている可能性が研究からも明らかになってきています。

胎教という言葉は昔からいわれていますが、母体の体内環境も影響する恐れがあります し、母体のメンタルも胎児に深く関わるかもしれません。心身ともに健康で、明るい未来に向かって歩む子どもを育てるためにも、妊娠前の母体の健康、胎児期の母体環境、栄養の問題、出産後の母親の生活リズム、そして子どもへの関わり方などを若い世代の人たちに学んでほしいと思います。

［第2章］

「母親の栄養不足」や「父親の無関心」は危険信号 胎児期からのふれあいが、子どもの心身に影響する

妊娠前に必要なのは本当に健康な体づくり

第1章では現代の子どもたちに降りかかっている問題を提起しましたが、ここからは「子どもの幸せ」のために大人がしなければいけないこと、そして親となる若い人たちに考えてほしいことをなるべくたくさん伝えていこうと思います。

最初の項目として挙げたいのが、これから親になる世代の健康についてです。最近は自身のボディを自慢するような写真や動画をSNSにアップしているインフルエンサーがたくさんいます。無駄を排除した引き締まったボディを見て「自分も……」と、過度なダイエットやエクササイズに励んでいる若い人も多く見かけます。

しかし、もし将来子どもが欲しい、子どもを持つかもしれないと考えているのでしたら、本当の意味で健康な体を目指す方向にスイッチする必要があるでしょう。食事や睡眠はもちろん、生活リズムやストレスとの付き合い方など、誤った情報に左右されず、体にとって適切な生活を送ってほしいのです。

特に女性は妊娠前からの体づくりがとても大切です。女性の不妊症の原因の主なものには、排卵や卵管、子宮の問題、精子の運動を止めてしまう免疫異常などが挙げられます。原因が分かっていれば治療によって妊娠が可能になるケースは多々ありますが、投薬や人工的な処置を受けることで胎児への影響がゼロとはいい切れません。可能な限り、自然な形で妊娠したいと多くの人が考えているはずです。二人目以降の不妊でも同じことが言えますから参考にしてもらえればと思います。

ではどうすれば自然な妊娠を望めるのか。一にも二にも、母体の心身の健康が重要になります。まずは規則正しくバランスの取れた食事を心がけましょう。

体重を増やしたくないからと炭水化物を極端に減らすのはよくありません。炭水化物を減らすことで糖質の摂取量が低下するために体内でブドウ糖が不足します。そうなるとエネルギーを作る材料として体内のタンパク質や脂肪を分解することになりケトン体が増加します。ケトン体は酸性で、本来は弱アルカリ性の血液を酸性に傾けます。この状態はケトアシドーシスと呼ばれ、腹痛や吐き気、呼吸の乱れ、倦怠感が生じ、体調を崩す可能性があるのです。

また、食事の回数や時間が不規則になるのも問題です。食べ物が体に入ってくることで私たちの脳は動きます。ところが、不規則な食事をしていると、いつ十分な食べ物が得られるか分からず脳が混乱し、女性の月経サイクルをコントロールするホルモン分泌に影響が出るのです。過度のダイエットによって排卵が止まってしまうケースもあります。

もう一つ大切なのが冷え性の改善です。リンナイが全国の20～60代にアンケートをとったところ「自分を冷え性だと感じているか?」という質問に対して、女性の7割以上が「とても冷え性」または「やや冷え性」と回答しており、妊娠出産を念頭におくと、大変な事態が起きていると感じました。

手足など末端が冷たく、就寝時も靴下を履かないと眠れないというのであれば冷え性の状態としてはかなり問題があります。原因は血液循環の悪さにありますが、そのせいで卵巣や臓器に必要な酸素や栄養が十分に行きわたらず、妊娠しづらくなってしまいます。ほかにもむくみや便秘、肩こり、頭痛などさまざまな症状の原因にもなります。

冷たい飲み物や食べ物を好むとか、お風呂はシャワーだけというような生活習慣は冷え性を増長させます。生野菜より温野菜を取り、水分は白湯を中心にしましょう。真夏でも湯船にゆっくりつかり体の深部を温めるようにします。半身浴を続けるだけでも体質改善の効果があるといわれています。

ごく基本的な生活習慣ですが、夜型の若い世代にとっては難しい注文になってしまうのかもしれません。

低出生体重児の増加によって生活習慣病の大人が増えている⁉

いざ妊娠しても、母体の子宮の中で子どもが育ちにくいケースもあります。出生時の体重が2500g未満の小さな赤ちゃんを低出生体重児、1500g未満の赤ちゃんを極低出生体重児と呼びますが、厚生労働省の発表では1980年代から低出生体重児は増加傾向にあり、全出産の9％ほどとなっています。

小さく生まれた赤ちゃんは生まれてきてもなんらかの障害を持っているとか、長く生きられないケースが適正体重で生まれた赤ちゃんより多くあります。周産期母子医療センターネットワークデータベースが公表しているデータでは、2008年から2012年に出生した500g以下の子どもでは、死亡退院が39・8％、501gから750gでは15・4％、751g以上では10％以下となっています。

では正常値とされる体重なら問題ないかといえば、単純にそうとはいい切れないのが現状です。妊娠37週0日から41週6日まで、いわゆる正期産に生まれた新生児の正常体重は2500gから3999gとされています。正常値は幅が広いのでここに当てはまる新生児は多いのですが、実際にデータをみると正常値の中にあっても実は出生時の平均体重は年々減少してきています。

厚生労働省の2021（令和3）年度「出生に関する統計」の概況の報告を見ると、単産の平均体重は1975（昭和50）年には3200gでしたが、2019（令和元）年には3020gと180gも減少していることが分かります。また、出生時の体重が2500g未満の低出生体重児の割合は単産の場合、1975年には4・6%でしたが2019年には8・1%まで上昇しています。

出生時体重の減少は、主に胎児の栄養不足による発育不良、もしくは早産が原因と考えられます。新生児医療が進歩し、極端に小さく生まれた赤ちゃんも生存ができるようになった点も要因ではあると思います。しかし最も気にするべきは、産科で胎児の体重が増加しすぎないよう厳しく指導している点です。母親の体重がわずかでも理想値を超えて増えてしまうと「妊娠中毒症になる」「出産が大変になる」と、産科の医師にこっぴどく叱られたと話す母親に、私はたくさん出会っています。

叱られるのは嫌でしょうし、何より難産は怖いからと妊婦さんは食事制限を開始するわけですが、懇切丁寧な個別栄養指導を受けられるケースはごくわずか。自己流で単純に食べる量を減らしてしまうとか、太りやすいからと炭水化物やタンパク質の摂取量を急激に落としてしまう人もいますが、母体から栄養をもらっている胎児は、あっという間に飢餓状態に陥り、低体重で生まれてくる可能性が高まります。このような流れはとても危険です。

胎児は母体の中でさまざまな抗体を受け取ってきます。ところが低体重で生まれてきた子は正出生体重児に比べて抗体の数が少なく、免疫力が弱い傾向があります。そのために感染症にかかった場合には重症化しやすく、合併症を起こすリスクも高まります。合併症の表出する部位は、血管や肺、網膜、消化器系など多岐にわたります。

また、大人になってからの生活習慣病に関わるリスクも高くなることが分かってきています。イギリスの公衆衛生学者であるデイビッド・バーカーが15年ほど前に大規模な調査をした結果、高血圧症や糖尿病、虚血性心疾患など生活習慣病に関連する疾病の発症が、出生したときの体重と密接に関係があることが判明しています。

追随するように研究は進められ、日本でも国立成育医療研究センターの社会医学研究部が出生体重と40~74歳、いわゆる成人期後期の心血管疾患や生活習慣病との関連を調べています。その結果、出生体重が3000g台だった人と出生体重が2500g未満だった人を比べると、成人期後期の心血管疾患の罹患率は1・25倍、出生体重が1500g未満では1・76倍も低体重だった人のほうが高いことが分かったのです。糖尿病、高血圧でも同様の結果が出ており、出産時の体重が大人になってからの健康にも影響を与えているという恐ろしい結果となっています。明確な理由付けには至っていませんが、胎児期の低酸素や低栄養が健康状態を悪化させる原因ではないかと考察されています。

低出生体重児や早産の増加と発達障害の関係

小さく生まれた子は発達障害のリスクが高くなることもさまざまな研究から分かってき

ています。例えばオランダと中国での大飢饉の期間に妊娠期を迎えた母親から生まれた子どもは、将来の統合失調症発症率が約2倍になったことが報告されていますし、浜松医科大学が発表した研究では、遺伝的リスクが高いことが条件ではありますが、出生体重が2000g未満ではADHDの特性である不注意や多動性の見られる子どもに育つ確率が高くなるとしています。

必ずしも低出生体重児とは限りませんが、早産で生まれた場合のリスクは東京大学と京都大学が共同で追跡研究した結果が興味をひきます。早産で生まれた子と、正期産に生まれた子を比較すると、生後12カ月の時点で一部の早産児に注意を切り替える機能の弱さが見られたといいます。さらに追跡を続けると、この機能が弱い子ほど生後18カ月時点の認知機能や社会性の発達にも遅れが見られたそうです。

注意の切り替えが難しい特性は発達障害の子どもにしばしば見られるものです。授業と休み時間の切り替え、集中しているとほかの音が聞こえない、興味のあることを話し続けてしまうなど、社会生活上の困りごとが増えてしまう可能性を覚悟しなければなりません。

ビタミンD不足がASDの子どもを増やしている

一日三食、適量を食べることは妊婦にとって非常に重要です。もちろんつわりの時期は食べられるときに食べられるものをという考え方で構わないのですが、つわりが治まっているのであれば食事の質にもこだわる必要があります。1999年から2008年にノルウェーで妊娠中の女性に行われた調査では、妊娠中の母親の食事や出生後早期の食事の質が、子どもの言語や運動能力の発達と関連することが明確になっています。

栄養素別にみると、まずはビタミンDの摂取について気を配る必要があるでしょう。妊婦のビタミンD欠乏は、男児のASDを誘発するリスクが考えられるからです。

オーストラリア・クイーンズランド大学クイーンズランド脳研究所のラットを用いた実験では、妊娠中にビタミンDの欠乏状態に陥った場合、オスの胎仔の脳においてテストステロンの増加が引き起こされることを発見しました。テストステロンは骨格や筋肉、体毛など男性的な体をつくり、生殖機能を向上させる男性ホルモンの一つですが、出産適齢期の女性では卵巣機能障害を示す多嚢胞性卵巣症候群を引き起こす可能性がありますし、胎児においてはＡＳＤを発症するリスクが高まるのです。

この研究以前から、ビタミンＤは脳の発達にとって重要な役割を持っており、ビタミンＤのサプリメントを与えることでラットのＡＳＤ特性が抑えられるといわれていましたが、この発表によって妊婦のビタミンＤの欠如と、男児の発達障害には関連があることが明確になったといえます。

妊娠中と授乳中の母体のビタミンＤ不足はＡＳＤ以外にも、子どもの成長に影響を与えます。最も大きな影響は骨の成長でしょう。骨軟化症、いわゆるくる病の発症はビタミンＤの不足と強い結びつきがあります。カルシウムやリンが骨基質に十分に沈着せず、弱い骨ができてしまう病気で、子どもによっては幼いうちに身長の伸びがストップしてしまうこともあります。

ほかにも喘息のリスクや免疫機能に影響するともいわれていますから、妊娠を考えている、あるいは妊娠中の女性はビタミンＤ欠乏を避ける食事を考えなければなりません。食事によるビタミンＤの一日に必要な目安量は18歳以上の女性で8・5㎍と言われていますが、厚生労働省が発表した「令和元年国民健康・栄養調査」によると、日本人のビタミン

Dの平均摂取量は6・9㎍と目標には達していません。

ビタミンDを多く含む食品はキノコ類、魚介類、卵類、乳類などです。良質の油とともに摂取すると吸収率が上がるので、キノコや卵の炒め料理はおすすめです。アメリカでは妊娠を希望する人や妊娠中にサプリメントが支給されるケースがあると聞いたことがありますが、日本人女性も積極的に補充する必要があるでしょう。

ビタミンDは食事からの摂取以外に、日光や紫外線を浴びることでも体内に生成されます。近年、紫外線による肌の老化を気にして徹底した日焼け対策をしている女性が多く心配です。一日に10分程度は日光を浴びる時間を設けるようにしたいものです。

それから子どもたちのビタミンD欠乏症が増加しているのも気になるところです。2009年には人口10万人に対して3・88人だったのが、2014年では、12・3人と5年間で3倍以上に増加しています。

妊娠初期のビタミンA過剰摂取で奇形のリスクが上昇

妊娠中は貧血になりやすいことはよく知られています。貧血は血液中の赤血球に含まれるヘモグロビンが不足した状態です。ヘモグロビンは血液の流れに乗って酸素を全身に運ぶ役割をしており、不足すると細胞への酸素供給がうまくいかなくなってしまいます。妊娠中に貧血が起こりやすい理由は、胎児の成長のために普段よりも多くのヘモグロビンが使われるからです。

軽い貧血では症状を感じづらいのですが、貧血の状態が続くとふらつきや力が入りにくいなどの自覚症状が現れます。疲労感が強くなり、仕事や家事がままならなくなる人もいます。重度の貧血に陥ると脈の異常、低血圧、ひどいときには失神してしまうこともあります。

実際、妊婦のうち約2割が貧血を経験します。そのうちの約95％は鉄欠乏性貧血です。鉄は赤血球をつくる材料ですから、食事で十分な鉄が摂取できていないと貧血になってしまいます。妊娠中に貧血が認められると医師から鉄剤が処方されますが、それでも貧血の改善が見られないときには葉酸欠乏症（巨赤芽球性貧血）が疑われます。葉酸は鉄がヘモグロビンをつくるサポートをしており、葉酸が足りないと赤血球の細胞分裂が滞り、最終的には未完成の赤血球は破壊されて老廃物となってしまいます。

葉酸不足による貧血は、胎児の神経管の形成に影響を与えます。脳、脊髄、中枢神経系などに未形成が起きてしまうと、神経の損傷により体の一部の麻痺が起きたり、発達障害の特性の一つであるＬＤを引き起こし、学校での勉強についていけない、テストで点数が取りにくいなどの困難を抱える可能性もあります。重度の場合には出生前に亡くなってしまうこともあり得ます。

葉酸はビタミンの一種で、食品から摂取が可能です。含有量が多い食品には、モロヘイヤやほうれん草、ブロッコリー、納豆や豆腐などの豆類、乾燥わかめ、卵などが挙げられます。水に溶けやすく熱に弱い性質なので、できるだけ生で食べるのがおすすめです。火を通す場合には蒸すか焼くのが良いでしょう。茹でると栄養が流出してしまいます。

牛レバー、鶏レバーも葉酸を多く含む食品として知られていますが、ビタミンＡの含有量が多いのが気になります。妊娠前後３カ月のビタミンＡの過剰な摂取は、胎児の耳、頭蓋、眼球、肺、心臓などの形成異常のリスクが高くなるからです。牛や鶏のレバーは一切れでもビタミンＡの摂取上限を上回ります。妊娠を考えている時期にはレバーは控えるようにするべきです。

妊娠30週以前の貧血では子どもの発達障害が増加

スウェーデンでの１９８７～２０１０年出生の男女53万２２３２人およびその母親29万９７６８人を対象にした調査で、妊娠週数が30週以内群で30週超群または非貧血診断群に比べ児のＡＳＤ、ＡＤＨＤ、知的障害有病率が高かったとの報告があります。社会人口学的、母体、妊娠に関連する因子を含めたモデルで解析すると、妊娠30週以内の貧血診断は児のＡＳＤ、ＡＤＨＤ、知的障害診断リスク増加と関連しましたが（オッズ比１・44、１・37、２・20）、妊娠後期の貧血診断は関連を示さなかったとのことでした。特に知的障害のリスクが高いようでした。妊娠中の母体の鉄不足および貧血は子どもの発達に影響するようです。早産、低体重児のリスクも高まるため、注意が必要です。妊娠中に鉄欠乏性貧血がある場合は、対策が必要です。鉄を多く含む食事を取ること、鉄を補うサプリメントを取ること、鉄剤の処方を受けることなどを考えなくてはなりません。

母体の睡眠時間と子どもの発達障害リスク

食事だけでなく睡眠も胎児に与える影響は甚大です。

エコチル調査福岡ユニットセンターと九州大学大学院医学研究院の研究チームは、約10万人の情報から妊婦の睡眠時間などの生活習慣が、子どもの自閉症診断の確率と関係があると発表しました。

子どもの3歳時点での自閉症診断割合を母親の妊婦時代の睡眠時間で分類すると、6時間未満、9時間以上10時間未満、10時間以上の3つのグループで、睡眠時間が7時間以上8時間未満のグループと比べて自閉症と診断されるリスクが1・5～1・9倍も高かったのです。妊娠中の睡眠時間が長すぎても短すぎてもリスクになることが明らかとなっています。

また、睡眠時間だけでなく母体の睡眠リズムも胎児に影響すると私は考えています。胎児は妊娠30週頃になるとレム睡眠とノンレム睡眠を繰り返しているのが確認されています。お腹のなかで、日にちや時間のリズムを刻み始めているのです。そして、そのリズムは母体の生活リズムの影響をそのまま受けます。

母体の睡眠リズムは、脳の松果体でつくられる睡眠と覚醒の周期を司る「メラトニン」と呼ばれるホルモンの分泌によってコントロールされています。メラトニンの生成は夕方頃に始まり、朝、日の光を浴びることで生成が停止され、このタイミングで体内時計が「朝」にリセットされます。そこから14～16時間後にメラトニンの分泌が始まり、数時間後には体の深部体温が低下して、眠気をもよおします。

メラトニンは胎盤を通過して胎児も受け取りますから、母体が規則正しくメラトニンの分泌を行っていないと胎児の睡眠リズムも狂ってきます。もし日勤と夜勤を交互に行うような仕事をしていると、胎児の睡眠にも当然影響が出てしまいます。特に妊娠後期30週以降は、胎児の睡眠リズムが整ってくる段階に入ります。ですから妊婦にとって夜更かしは厳禁。胎児の健康状態のためにも生活リズムを整える必要があるのです。

妊娠中や授乳中のカフェインは危険?

妊娠中のカフェインはできるだけ避けるべきです。大量にカフェインを摂取すると血管の収縮が起こり、胎児への酸素供給に支障が出る場合がありますし、流産や早産のリスクも高まるからです。このことは2008（平成20）年に英国食品基準庁が発表しており、妊娠した女性に対して一日当たりのカフェイン摂取量を200mg（コーヒーをマグカップで2杯程度）に制限するよう求めています。

また、実際に子育てをしている母親に調査を行った環境省のエコチル調査によれば、1日に300mg以上カフェインを摂取した母親から生まれた子どもは、最もカフェイン摂取量が少なかった群の母親から生まれた子どもと比較して、生後12カ月の段階で座る、歩く、立つなどの体全体を使った動きの発達に遅れがみられると、母親が感じる割合が高いという結果が発表されています。

当然ですが授乳中にカフェインを摂取すれば、母乳を飲んだ赤ちゃんにもカフェインの成分は届いてしまいます。赤ちゃんの寝つきが悪くなる、下痢や嘔吐の原因になる場合がありますから授乳中もカフェインは控えるようにしましょう。

コーヒーだけではなく、紅茶や緑茶、コーラなどの清涼飲料水にもカフェインが含まれるので注意してください。昨今はエナジードリンクが人気ですが、大量のカフェインが含有されています。また、チョコレートの原材料であるカカオマスにもカフェインが含まれています。ハイカカオと表示のあるチョコレート製品は、特にカフェインの含有量が多いので避けるべきでしょう。

妊娠中のアルコールが招く、顔の奇形や精神遅滞のリスク

飲酒を習慣的にたしなむ女性は増加傾向にあります。厚生労働省のデータによると、飲酒の習慣がある女性の割合は8・3％、特に若い女性に増えています。妊娠と気づかずに飲酒をしてしまったというケースも多々あるかと思いますし、どうしても依存性があり止められない場合もあるかと思います。しかし妊娠中に飲酒をしてしまうと、アルコール（エタノール）やその代謝産物であるアルデヒドは、容易に胎盤を通過し胎児に移行してしまいます。アルコールは麻酔薬と同じ薬物なので、肝機能が未熟な胎児は、それらを解毒分解することができません。

胎盤を通してアルコールが胎児に届いてしまうと早産や流産を招く恐れがあります。妊娠初期は流産、中期や後期では飲酒量が増えることで早産のリスクが高くなります。赤

ちゃんは子宮内でアルコールに暴露された状態で「胎児性アルコール症候群」が起きてしまうのです。

アルコール依存症で妊娠中に飲酒をした女性から生まれた赤ちゃんの30％に胎児性アルコール症候群が起こり、その後遺症は妊婦であれば聞きたくない内容かと思いますが、ここであえて記載しておきます。

顔の奇形、薄い上口唇、平坦な人中、顔面中央が平坦になる、発達遅滞や体重の増加、中枢神経系の障害、出生時の頭蓋の大きさの縮小、小頭症、脳の形態異常、感音性難聴、協調運動障害、知的能力障害、ＡＤＨＤ、うつ病、依存症などが挙げられます。このようなリスクがあると知ったら、妊娠中のアルコールは絶対にやめておこうと思えるのではないでしょうか。欧米では精神遅滞児の10～20％が胎児性アルコール症候群によるものといわれています。

飲酒の頻度も胎児性アルコール症候群の発症と関連性が強くあります。胎児性アルコール症候群と診断されたケースの30％で、母親が60～90㎖のアルコールを時々飲んでいたとされるデータがあります。また、中枢神経障害が主体である胎児性アルコール症候群と診断された症例では、母親の80％が週に数回飲酒をしていたという調査もあります。

もちろん安全な量、安全な頻度はありません。少なくとも妊娠が分かった時点で禁酒すべきですし、妊活中も飲酒は避けて当然です。女性が禁酒を頑張っているときには、パートナーも飲酒を控えて協力してあげてほしいと思います。

妊娠時や授乳期間の喫煙が低体重児や多動児の原因に

２０２２（令和４）年の厚生労働省の国民生活基礎調査によると、たばこを吸う人の割合は男性で25・４％、女性で７・７％でした。また自身が喫煙していなくても、家族の喫煙によってほぼ毎日受動喫煙となっている人の割合は、２０１９（令和元）年の調査結果で男性が７・４％、女性は11・６％となっています。喫煙率そのものは減少傾向ではありますが、妊娠前後の女性の喫煙、そして受動喫煙はゼロになってほしいというのが小児科医としての願いです。

たばこがなぜ、胎児にとって最悪なのかを今一度知ってほしいのですが、たばこの煙には複数の有害物質が含まれています。なかでもニコチン、一酸化炭素、活性酸素は妊娠にとって大敵です。ニコチンは血管を収縮させて血流を減少させます。一酸化炭素はヘモグロビンの量を減少させ、酸素の供給量の減少、鉄分不足、血管の損傷を起こす可能性があります。活性酸素は組織の障害や血栓を形成して血管に障害をもたらします。

母体にこうした症状が現れると胎児が低酸素状態に陥るだけでなく、胎盤の老化が促進されて機能低下を起こします。結果として生まれてくる赤ちゃんが低出生体重児となったり、子宮外妊娠や常位胎盤早期剥離、前置胎盤、早産の原因にもなったりします。これらのリスクは妊娠中の喫煙期間が長いほど高まりますし、喫煙本数が多いほど、胎児の身長の伸びが悪くなることも知られています。

さらに北海道大学環境健康科学研究教育センターの報告では、妊婦の喫煙が子どもの発達障害の原因になる可能性が示唆されています。特に妊娠後期の血中ニコチンの濃度が、生まれてきた子どもの多動性や不注意のリスクと関係するというのです。特に男児に影響が大きいとされています。

喫煙は「百害あって一利なし」です。がん、脳卒中、虚血性心疾患、慢性閉塞性肺疾患、結核、Ⅱ型糖尿病、歯周病など、多くの病気との関連が明確になっています。最近は電子タバコなら大丈夫と決めつけている人もいますが、多少のリスク減にはなっても有害物質を吸い込んでいることには変わりません。電子たばこによる受動喫煙も、ホルムアルデヒドなどアレルギーの原因となる有害物質を含んでいるため健康被害は免れません。女性に限らず男性も、自分、そして周囲の人のためにも喫煙は控えるべきでしょう。

母体のストレスと胎児の生育不良の関係

妊娠中はイライラすることが増えたり、感情の起伏が激しくなったりすることがあります。意味もなく涙が流れたり、自分が母親になれるのか不安になったり、パートナーの欠点ばかりが目について怒りの感情が湧いてきたり……。こうした心の不安定は、普段とは違うホルモン分泌によるものです。特に女性ホルモンの「エストロゲン」と「プロゲステロン」の増減がメンタルに影響を及ぼします。

ホルモンバランスの変化は、妊娠を継続し、胎児を育てるために必要なものですから、イライラや不安が押し寄せてくるときがあっても、妊娠中はある程度仕方がありません。パートナーや周囲の親しい人に甘え、支えてもらって出産までの期間をできるだけ明るく楽しく過ごすようにしたいものです。

　このように避けられない心の不安定さがあるのですから、極力余計なストレスは避ける必要があります。母体が妊娠中にストレスを受けると、胎内にいる子どもが発育不全や精神障害を引き起こしやすいことが神経科学の研究で分かってきています。


　私たちの体は無意識下で働く自律神経によって、脈や呼吸、発汗、消化吸収などが司られています。自律神経にはアクティブな活動を助ける交感神経と、リラックスが主な役割となる副交感神経があり、二つの神経は片方が強く働いているときにはもう片方の働きを抑制されるシーソーのような関係を持っています。簡単にいえば、就寝時は副交感神経が優位に、仕事やスポーツをしているときには交感神経が優位となります。

　交感神経が優位な状態では、脳は興奮状態になり呼吸は浅く速くなります。脈拍は上昇し血管は収縮、血圧や血糖値が上がります。反対に副交感神経が優位のときは、脳はリラックスして感情も穏やかになります。呼吸は緩やかに、血管への負担も軽減されます。食べ物を消化する胃腸の機能は副交感神経が優位であるほうが適切に働きます。

二つの神経が一日の生活の中で適切にバランスを取れれば問題はないのですが、精神的あるいは肉体的にストレスが過多になると交感神経が優位な状態が長く続くようになり、原因不明の体調不良が次々と起こってしまいます。

妊婦にとっても自律神経のバランスは非常に大切です。特に交感神経が優位になる時間を極力減らし、穏やかに過ごせる時間を増やす工夫が必要です。母体がストレスを感じると交感神経が優位になり、血管が収縮します。このとき、血流は心臓を優先させるので、子宮への血液の流れが減少してしまいます。

胎児は胎盤とへその緒から流れてくる母体の血液によって、酸素と栄養を受け取り成長していますから、子宮への血流の滞りは胎児の成長に大きく関わります。つまり交感神経が優位な状態が続くと、胎児の酸欠や発育の遅れを招く可能性があるのです。

また長期にわたって強いストレスを感じると、別名ストレスホルモンとも呼ばれる「コルチゾール」が分泌されます。コルチゾールはストレスがかかったときに血圧や心収縮力を上昇させて態勢を整え、身体的にもメンタル的にも困難に立ち向かう力の源となってくれます。私たちの味方とも思えるホルモンではあるのですが、コルチゾールの分泌後には、副作用のような症状が現れてしまいます。血圧の上昇による血管のダメージや胃痛や下痢など消化器系の症状が主で、不安やストレスを強く感じたときに胃が痛くなるのはこのためです。しかもストレスといっても人間関係のような感情的なものだけでなく、たばこやアルコール、紫外線や公害、添加物などの環境的なストレスに対してもコルチゾールは分泌されるので、意識していなくてもコルチゾールによるダメージを受けてしまうことがあるのです。

母体がコルチゾールの副作用のような症状によって胃腸障害を起こすと、食欲不振を招き胎児の栄養状態にも影響が生じます。また母体の血圧上昇は胎盤の機能障害を起こすリスクがあり、胎児の成長にも大きく関わります。コルチゾールは健康な胎盤であれば母体から通過しにくいといわれていますが、胎盤の機能が低下していればコルチゾールが胎児のもとに届く可能性は十分にあります。ですから妊婦はできる限りストレスの少ない生活を送る必要があるのです。

難しいかもしれませんが、仕事のストレスが大きいなら出産までは部署異動を願い出る、配偶者に対して不満があるなら話し合いをして解決することが大切です。空気清浄機を導入して空気をきれいにする、時差通勤で満員電車を避ける、添加物の多い食事は避ける工夫も必要になります。

さらに恐ろしいことに胎児へのストレスによる影響は、出生後の子どもに継続されます。母親が妊娠中に強いストレスを受けると、子どもの生育不良や精神疾患を引き起こしやすいことは神経科学の研究で明らかになっています。例えばスウェーデンの調査報告では、親族が死亡し母体が精神的ストレスを受けた場合、低体重児や早産となる確率が10％以上もアップし、生まれた子どもが児童期にADHDと認められる確率は25％、成人期のうつ症状は8％、不安障害の発症は13％も増えることが分かっています。

生まれてくる子どもが心穏やかに、健康で生きていくためにも、妊婦のストレスはできるだけ減らすに限るのです。

周産期の環境が将来の疾病に影響を及ぼすというのが、DOHaD（Developmental Origins of Health and Disease ドーハッド）仮説です。この仮説によれば、「受精時、胎芽期、胎児期の子宮内および乳幼児期における望ましくない環境がエピゲノムの変化を引き起こし、それが疾病の素因となり、出生後の環境との相互作用によって疾病が発症する。生活習慣病などの多因子疾患はこの2段階を経て発症する」とされています。これは、プログラミングされてしまうというもので、遺伝子にも影響を及ぼし、遺伝子のメチル化に影響を与えることが分かっています。発達障害、精神疾患、成人病、運動能力などを含め、多くの身体機能に影響を与えると考えられています。エピジェネティクス変化は環境とともに変化する可逆的なものとされていますが、発達段階での変化の一部は不変であり、一生変わらない場合があることが分かってきています。さらに、このエピジェネティクス変化は世代を超えて存続し、遺伝していく可能性があるといわれています。

精神疾患や発達障害の増加傾向は世界的に認められており、その原因が胎生期の環境と関連する可能性が指摘されています。環境化学物質（大気汚染、残留農薬など）への暴露、母体の低栄養（タンパク質、ビタミンD、葉酸などの不足）、さらには強い精神的ストレスがエピジェネティクスの変化を引き起こし、ニューロンの増殖・分化を含めた脳の機能や形態形成に影響を与える可能性が示唆されています。また、父親の年齢が高齢になるほど、自閉症スペクトラム障害のリスクが高くなるともいわれています。

前述のように、日本では低栄養の妊婦が多く、低出生体重児（出生体重2500g未満児）の頻度が高まっています。OECD Health Data 2009によると、日本では低出生体重児の割合が1980年には5・2%であったのに対し、2007年には9・7%に増加しています。DOHaD仮説からも、発達障害につながるリスクが問題になります。

私が最も心配しているのは、育児の連鎖です。仮にDOHaD仮説が正しく、遺伝子レベルで不可逆的な変化が起きるとすれば、虐待を受けて育った子どもが自分の子どもにも虐待をしてしまうことや、発達障害の子どもの親が発達障害であることがあるという事態が懸念されます。これもDOHaD仮説によるものと考えると非常に危険なことと思われます。人工栄養で育ったチンパンジーが自分の子どもをうまく育てられずに育児放棄をしてしまうことがあるように、子育ての技術が身についていない親は、うまく子育てができず、その子どもも自分の子どもをうまく育てられなくなる可能性があります。育児の連鎖が起こり得る可能性があるのです。遺伝子レベルで異常が起き、それが遺伝してしまう恐れが心配です。

カンガルーケアに潜む危険性

少し話がそれますが、出産時の産婦人科の対応について、少しだけ話したいことがあります。それが「カンガルーケア」専門用語では早期母子接触と呼ばれるものです。出産直後の赤ちゃんを母親の胸に抱かせることで、赤ちゃんの体温維持、呼吸の安定、体重増加の促進がはかられ、母親は母乳の分泌の増加や赤ちゃんへの愛着が深まるなど、さまざまな効果がうたわれています。

発祥は1970年代の南米コロンビア。保育器やスタッフの不足によって起きてしまう感染症を防ぐために実施されたのが始まりです。当初は途上国のNICU（新生児集中治療室）の代替として実施されていましたが、その後、赤ちゃんの死亡率低下との関連が話題となり、先進国にも普及していきます。1996年にはWHO（世界保健機関）の「正常出産のガイドライン」でも推奨されるようになりました。

しかし、久保田史郎医師の報告によると、福岡市では、厚生労働省が推奨した完全母乳＋出生直後のカンガルーケア、いわゆる母乳育児推進運動をスタートしてから、発達障害児が驚異的に増加したといいます。

出生直後の赤ちゃんの体は不安定な状態です。これまで子宮の中で体温や呼吸がサポートされていたというのにいきなり外の世界に放り出され、体温管理、呼吸、乳を飲む行為まで自らしなければなりません。

必死に生きようとしているところで母親の胸に抱かせるカンガルーケアは、一見、体温維持の理にかなっているようですが、分娩室は出産する母親に適した24～26度に室温設定されており、約38度の温かい子宮にいた赤ちゃんにとっては寒いのです。母親に接している面だけが温まっても、急激な体温下降は免れません。それならば、一刻も早く温かい場所へ移してあげるのが最善なのです。

赤ちゃんの低体温は多くの弊害をもたらします。体から熱が放出されることで、交感神経を強めるアドレナリンが分泌されます。その弊害として肺動脈の収縮、肺高血圧症、血液中の酸素不足によって皮膚が青っぽく変色するチアノーゼなどが起きる可能性があります。カンガルーケアではうつ伏せに寝かせますから、余計に呼吸がしづらくなり、実際、カンガルーケアの最中に体調を崩す赤ちゃんは一定数いますし、原因ははっきりしないもの命を落とすケースさえあるのです。

また、心臓を出発し全身をめぐった血液が心臓に戻ってくる量も、低体温によって減少することが分かっています。そうなると、肝臓や消化管の血流も減少し、嘔吐によって乳がうまく飲めなくなったり、低血糖症を引き起こしたりするリスクが増加します。低血糖症は症状が表に出にくく、見逃される例が少なくありませんが、実は発達障害の危険因子になり得ます。カンガルーケアは素晴らしいという単純な発想は改めるべきだと私は考えています。

さらに親子の絆を深めるために、出生直後から24時間母子同室というのも冷静に考えれば問題です。母乳を一生懸命作っている母親の体は体温が上がりがちで室温を下げがちです。そのような環境よりも、新生児に適した保育環境で赤ちゃんは過ごさせ、母親は別室で出産によって疲れた体をしっかり休める、その行程が赤ちゃんをかわいいと思える気持ちにつながります。産院を選ぶ際には24時間母子同室が必須のところは避け、母親と赤ちゃんの体調とメンタルを重視してくれるところを選んでほしいと思います。

［第3章］

子どもとの〝スキンシップ不足〟はNG 愛着形成がなければ 子どもは健やかに育たない

脳の神経回路の劇的な発達は3歳まで

人間形成の基礎は0歳から3歳の間につくられる。

私はそう考えています。ほとんどの人が3歳までの記憶はほとんど残っていないと思いますが、実はこの期間に得た体験や感情は脳に蓄積されており、それが深層心理となって性格形成がなされます。「三つ子の魂百まで」とはよくいったものです。

性格といってもさまざまな側面があります。どんなことを嬉しいと感じ、悲しいと感じるのか、楽しいときにはどんな表現をするのか、人見知りなのか積極的なのか、慎重派か、それとも直感的に動くタイプなのか、物事のとらえ方や感じ方、社会性や心の強さなど、それら基本的な性格は3歳までの環境で決定されてしまうのです。

そんなはずはない、性格は大人になっても変わるじゃないかと思うかもしれませんが、脳の成長の観点からも3歳までが人格形成に重要なことは明らかです。誕生したばかりの赤ちゃんは脳内にすでに140億個もの神経細胞を持っており、その数は発育してもほとんど変わることはありません。その代わり、一つの神経細胞が次々と枝分かれをして成長し、ほかの神経細胞とつながることで脳の機能は成長していきます。神経と神経がつながる部分をシナプスと呼び、シナプス同士が結び付き、神経の回路が複雑になればなるほど、知能、思考力、芸術性、運動能力、社会性などの成長が見られます。

シナプスが増えるためにはたくさんの刺激（体験）が大切です。音、匂い、感触、味、見えるものといった五感から入る刺激はもちろん、体にとって良い生活リズムや栄養状態、睡眠の量と質などもシナプスの数を増やす重要なファクターとなります。そしてここで大切なのが、シナプスの数が劇的に増やせるのは、０歳から３歳になるまでといわれている点です。３歳以降は緩やかには増えていきますが、急激な脳の神経回路の発達は３歳までがメインなのです。

性格の土台は誕生から3年間の人間関係でつくられる

よく「持って生まれた性格」と言いますが、適切な表現ではありません。現代の発達心理学では、人間の発達の要因は遺伝的要素に環境条件が相互に作用するという考えが主流です。身長や体格などは遺伝に左右される部分が多々ありますが、性格については祖先から受け継いだ遺伝的な部分はありながらも、環境要因で大きく変化することが分かっています。そうでなければ、一卵性双生児は同じ性格にならなければおかしいわけですから、理解できると思います。

では環境とは何か。最も大きなものは、身近に関わる人たちです。自分ではまだ何もできない新生児のときであれば、日々、世話をしてくれる人、顔を見せてくれる人、声をかけてくれる人、そうした人たちが環境要因として大きな働きをします。

子どもは身近にいる人が「自分を愛してくれている」と分かると、自分は生きていて良い存在なのだと理解します。よく言われる自己肯定感につながるものです。1歳未満の赤ちゃんであっても、この人は信頼できるかできないかを、声、表情、匂いなどの情報から判断しています。信頼している人が笑うと一緒に笑いますし、叱られたり大声を出されたりすると泣き出します。特定の人間とのこうしたやりとりを通じて心理的な絆を得られると、自分の存在が価値あるものと認識できるのです。こうした身近な人との日々のやりとりが、その子の性格や社会性の土台となっていくのです。

子どもにとって最も身近な人間といえば親ですから、基本的には両親に対してどれだけ信頼をおけるか、おけないかが、子どもの性格形成の第一段階となります。そうした信頼によって得られる感情は「愛着」と呼ばれます。泣いている赤ちゃんが親に抱かれると泣き止むのも、幼児が不安や恐怖を感じたときに、親にしがみついてくるのも、安心を求めてのことです。さらに愛着の時間や頻度が増えることで親子の信頼が高まると、子どもの感情はより豊かに、社会性も身についていきます。

こうした愛着を出発点とした子どもの成長は、イギリスの精神科医ジョン・ボウルビィが1969年に著した『愛着行動』という書籍の中で愛着形成として発表され、今も世界的に支持されている理論です。ボウルビィは生後3年間の養育者と子どもの関係が非常に大切であると提唱しています。この期間に密接な関係性が築かれることで、その後の人生において人を信頼し、自分を認められるようになり自己肯定感が高まるのです。

多少の失敗も信頼している人に励まされることで再チャレンジしようと踏ん張り、壁に当たっても工夫や努力で乗り越えようとします。そうした性格の基礎ができたうえで、身近な大人以外の人との交流を経て、その子なりの性格が出来上がっていくのです。

上の子と下の子でなぜ性格に違いが出るのか

性格の違いは兄弟姉妹でも見られます。同じ親に育てられているのになぜかといえば、これも愛着形成との関連で説明ができます。

第一子は親を独り占めできる期間があり、幼い時期に愛着をしっかりと体験できます。昔から「総領の甚六」と言って、一人目の子は大事に育てられるので、弟や妹にくらべるとお人好しで、おっとりしていると表現されるのもこのためです。ただし、年子で二人目が生まれた場合には1歳から愛着の時間が急激に減少するために、親に気を使ったり、親の顔色をうかがったりするような性格が出やすくなります。

反対に末っ子の子育てでは、親に余裕が生まれ何をしても「かわいい」ですまされるために人当たりが良く、要領のいい子に育ちやすくなりますが、場合によっては、親が忙しくなりすぎて放任状態になってしまうかもしれません。そうすると愛着行動が十分に取れず「自分はお兄ちゃん（お姉ちゃん）よりも劣る人間」と思い込んでしまう例もあります。

ですから兄弟姉妹がいる家庭では、一人ひとりの子どもが3歳までの愛着行動を十分に取れるように工夫する必要があるのです。兄弟姉妹全員を一度に相手するだけでなく、時には親子一対一の時間をつくるとか、不安そうな表情をしていたら話を聞いてあげる必要もあるでしょう。

私の知人で、年子の3人の子を育てていたある母親は、夜寝る前の読み聞かせを毎日していました。その日に読む絵本は、子どもたちが日々、順番に選びます。選んだ本を読んでもらう子は母親の布団に潜り込んでぴったりと体を密着させる特権がありました。子どもたちは3日に1回やってくる絵本選びの日を楽しみにすると同時に、母親とのスキンシップによって安心感を得ていたのです。3人の子どもたちは個性豊かな性格に育ちました。長女は教師に、次女は音楽家、いちばん下の男の子はデザインの勉強のために海外留学をしています。それぞれ反抗期も経験しましたが、両親との関係は良好ですし、どの子も他者を受け入れる懐の深い子です。それでいて自分の意見をしっかり持ち、小学生の頃から自分の将来の夢を語っていました。3人年子で育っても、愛着形成がしっかりなされた証拠でしょう。

時間がないから子どもと向き合えないはウソ

私が講演会などで、親が子どもに関わる時間が大切という話をすると、分かってはいても「忙しくて」たっぷり時間が取れないと嘆く親がたくさんいます。確かに皆さん忙しそうです。

でも、本当に昔に比べて今の親は忙しいのでしょうか。洗濯機や冷蔵庫が一般家庭に普及し始めたのは１９６０年代です。それまでは洗濯板で一枚一枚の洗濯物をこすり、手で絞り、物干し竿に干していましたし、冷やす必要のある食材はその日に使う分量を専門店で購入するのが当たり前でした。掃除はほうきで掃き、雑巾で水拭き。トイレは和式で、水洗ではありませんから掃除は非常に大変だったはずです。炊事も電子レンジ、炊飯器、湯沸かしケトルもなく、手間と時間は今の何倍もかかっていたでしょう。

当時の家事は、一日の大半を費やす重労働。母親が家事を担っている家庭であれば、子どもに向き合える時間は今よりも限られていたはずです。それでも子どもたちに家事を手伝わせ、生きるための知恵を授けるという大役を親は果たしていました。手伝いの合間には、会話をしてコミュニケーションを取り、小さな子どもはおんぶして、歌声を聞かせたり、話しかけたりして愛情を注いでいたはずです。加えて3世代、4世代同居が当たり前だった頃は、親が忙しくても祖父母や曽祖父母が話を聞いてくれましたし、近所の大人の中にも関わりを持ってくれる人がたくさんいました。

対して今はどうでしょうか。核家族で近所付き合いは希薄です。子どもたちが唯一接することのできる大人は親だけです。それなのに重要なパーソンとなる親は、パソコンやスマホを触る時間はあっても、顔を見て会話をする時間はごくわずか。子どもが保育園や幼稚園でのできごとを一生懸命伝えているのに顔を上げずに生返事をする。そんな光景が多くの家庭で繰り広げられているのです。

時間がないのではなく、子どもとの時間はつくるものです。特に早くから保育園に入れている家庭では、親との接触時間そのものが足りていません。家庭での愛着が不足していると、外での言動に異常が見られるようになります。例えば保育士にべったりとくっつき、我がままを通そうとする姿が見られるようになります。ほかの子が保育士に優しくされると、その子に対して暴言や暴力で攻撃する、あるいは陰でいじめるような行動に出る子もいます。保育士がどれだけ愛情をもって接してくれたとしても、子どもは大勢の中の一人であって、親の代わりにはなり得ないというのに、保育士に愛着を求めてしまうのです。

愛着形成がうまくいかず親子の絆にひずみが生じると、子どもは親に対して遠慮をしたり、本心を言わなくなったり、反対に強い反発を持つ可能性もあります。小さいうちはなんとなく親子関係を保てたとしても、思春期を迎える頃に問題行動を起こすようになり、手に負えなくなってしまうケースもあるのです。

子どもの成長には節目がある

愛着形成が正しくなされ、子どもの人格の基礎がしっかりつくられるために0歳から3歳までが非常に大切ということは理解いただけたと思いますが、とはいえ3歳以降の子育てをないがしろにしてよいというわけではありません。ただただ年齢を重ねれば大人の心を持てるわけではなく、年齢とともに身に付けるべき精神的な強さ、考え方、他者への思いやりなどがあります。それを獲得してこそ、子どもたちは真の成長を遂げていくので

子どもの行動の発達

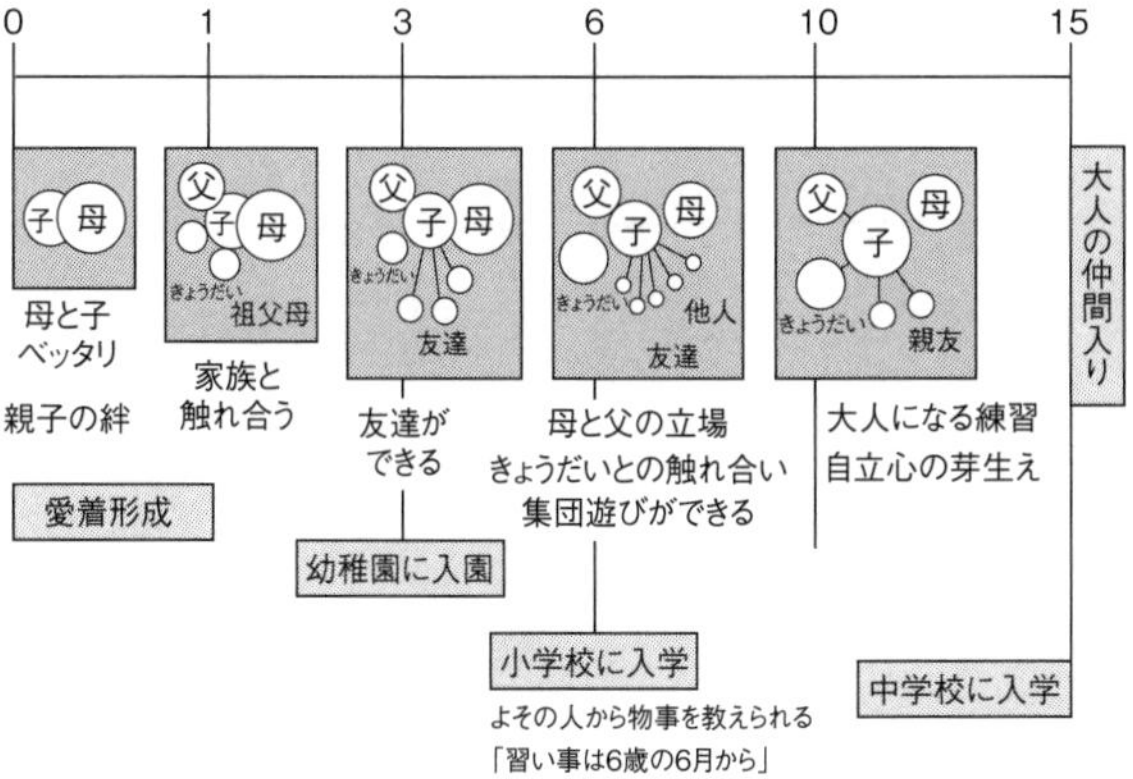

す。

成長には節目があります。大まかにですが、0歳、1歳、3歳、6歳、10歳、15歳がだいたいの節目です。もちろん個人差があるのであくまでもおおまかな目安としてとらえてください。私の恩師である久徳重盛先生は、この節目のことを等差数列成長と呼び、非常に大切な成長の過程と話されていました。

まず0歳ですが、この頃はいつもそばにいる大人、多くの場合は母親がいなければ子どもは育ちません。乳をもらい、世話をしてもらい、愛情をたくさん受けて育ちます。「母子共生の時代」と言ってもいいでしょう。

1歳になると家族と触れ合えるようになり

ます。兄弟姉妹と遊び、無償の愛を注いでくれるおじいちゃんおばあちゃんを信頼できる人と認識し触れ合えるようになる「家族の時代」です。先にも述べたとおり、この時期は「三つ子の魂百まで」と言われるように、環境によってその子の性格が形成されます。また、この頃の感情や体験は深層心理の世界で一生影響します。トラウマという言葉がありますが、本人に記憶が残っていなくても、この時期に非常につらい思いや恐ろしい体験をすると、一生涯、同じような場面で苦しむケースもあるほどです。

3歳までは善悪が明確には理解できない時期です。どれだけ、何回叱っても「悪いこと」とは認識はできていません。そのため、この時期に厳しく叱られた経験は「恐怖」という感情でしか受け止められません。ですから3歳までは怖がらせるような叱り方は絶対に厳禁です。手をあげて叱るのはもっての外で、一生、対人関係におびえを持つか、反対に自らも暴力で人を制圧するようになってしまう可能性もあります。特に父親が大声を出すとか、手をあげてしまうと、一生お父さんを怖がり、父子関係に問題が生じるケースは少なくありません。

3歳を過ぎると多くの子が保育園や幼稚園に通い、同年齢の子と遊べるようになりますが、自我が芽生える第一次反抗期に入ります。「〜したい」という欲求や、「自分でやる」という自己主張が強くなると同時に、「どうして？」「なんで？」とたくさん質問をする、いわゆる「なぜなぜ期」も到来します。いろんなことを知りたい、やってみたいと知的好奇心が旺盛になるのです。

子どもが思いどおりにならないとジレンマで親も疲れがちですが、この時期はしっかり「しつけ」をしなければならない時期でもあります。物事の善悪が少しずつ理解できるようになってきますから、「良いこと」と「悪いこと」を周囲の大人が教えてあげなければなりません。社会の習慣やルールの基礎を学ぶ、しつけの時期といってもいいでしょう。

また、反抗したり、自分の思いを貫こうとわがままを言ったりするようになりますが、親は言いなりになってはいけません。「いつも自分の思うようにはいかない」ことを覚えてもらう必要があるからです。思いどおりにいかず駄々をこねるとか、感情を抑えきれず暴れてしまう子もいますが、親が根気よく付き合うことで自らクールダウンできるように導いていきます。「我慢の練習の時代」と私は呼んでいるのですが、親も我慢を強いられる時期といえます。

6歳になると小学校に入学します。他人から教わったことを吸収できるようになるため、この時期が小学校入学というのは納得できます。「習い事は、6歳の6月の6日から」と言うように、塾に通ったり、習い事を始めたりするにも良いでしょう。

逆の言い方をすれば、6歳までは親が子どもに物事を教える主体でなければなりません。特にしつけは6歳までは親が家庭で行うものと肝に銘じてほしいのです。他人の言うことを理解して自分のものにするには幼すぎますから、親が日々、善悪を教えていかなければなりません。

小学校入学後から10歳までは大人の社会を知る時期です。5、6歳になると「大きくなったら○○になりたい」と言うようになりますが、小学校入学前はアニメのキャラクターやプリンセスなど、現実的ではない発言が目立ちます。しかし小学校入学以降は、具体的な職業を口にする子が増えてきます。

とはいえ、実際に憧れているのが職業ではなく、イメージということも少なくありません。大人は驚くような発言もありますが、否定することなく受け入れてあげる必要があります。最近、5歳になる私の孫は「自衛隊員になりたい」と言い始めました。航空自衛隊の基地に行ったときに戦闘機のパイロットが魅力的だったようです。

実際には自衛隊員がどんな仕事をするのか、どれだけ厳しい世界かはまったく知りません。それでも孫が憧れを持ったのなら、笑顔で「うんうん」と頷くのが大人である私の仕事です。成長するにつれ、社会の仕組みや、さまざまな職業が見えてくることで、ますます憧れを強めるかもしれませんし、戦闘機を設計する仕事に興味を持つかもしれません。

憧れの仕事だけでなく、周囲の大人が何をしているかにも意識が向くようになります。僕のお父さんはどんな仕事をしているのだろう、隣のおじさんは何をしているのかな、テレビに出ている人は遊んで暮らしているのかななど、疑問や興味のアンテナが広がり、さまざまな情報をキャッチするようになるのです。

この時期を逃さずに、親子の会話を増やして社会の仕組みや、人生の目標となることをたくさん教えてあげましょう。生きていくために何が必要なのか、お金を得るにはどうすればいいのか、お金の価値とは、人生にとって重要なことは何なのか。大人になるまでに知らなければいけないこと、考えなくてはならないことは山のようにあります。すべてを親が教えることはできませんが、親とたくさん会話した中から、子どもは人生のヒントを得て成長していきます。

最近はジェンダーという言葉があり、発言には気を付けなくてはなりませんが、できれば男の子はお父さんが、女の子はお母さんが手本になって、仕事や遊びについて教えてあげてほしいと思います。男女で体力の差、興味に差異があるのは当然ですから、同性の意見やアドバイスは重要になるはずです。

思春期は脳科学的にも思考と行動のバランスが悪い時期

10歳を過ぎると思春期、親の言うことを素直に聞かなくなる第二反抗期の始まりです。アメリカの心理学者L.S.ホリングワースはこの時期を「心理的離乳期」と名付けました。それまで依存していた両親から離脱し、一人前の人間としての自我を確立しようとする心の動きであり、強い分離不安を伴うものと解説しています。

自分は親とは違う、親とは考え方も異なる、自分の考えのほうが正しい、自分の考えで行動したい……と、主張も激しくなります。そうはいってもまだまだ自分一人では解決できないことばかり。そのジレンマから精神的に不安定になるのです。

甘えの雰囲気の強い家庭では、さまざまな家族問題を引き起こしがちになりますが、同じ苦悩を共有する友人との相互依存関係を通して、漸次的に克服していくのが一般的です。親とぶつかるのは仕方ないとある程度諦め、本人の意思をできるだけ尊重してあげましょう。自立、そして大人になる練習をしていると思ってください。

脳科学の分野では人の脳は年齢によって成熟する部位に違いがあるといわれており、そのために思春期は戸惑いやストレスが多くなるとされています。

例えば、感情や欲求が満たされたときに感じる報酬系の快楽を得る「大脳辺縁系」は、10歳頃から分泌が盛んになる成長期のホルモンによって成熟します。一方で思慮深く考え、誘惑などにも負けないようにゆっくり思考する「前頭前皮質」は、20代後半まで成熟が進行していきます。つまり思春期の頃というのは、感情は強く揺さぶられ、快楽を得たい欲求は大きいのに、思考力が足りない。そのために失敗を繰り返したり他者に迷惑をかけたりするような行為をしてしまいがちなのです。

こうした未熟さに苦悩しながらも、多くの経験と友人たちとの関わりの中で、少しずつ親の見えないところで自信をつけていきます。江戸時代の元服は12歳頃といわれていますので、当時の若者は城に上がり仕事を始めていた時期です。親が信頼してあげることで、一生懸命考え、行動できる大人に成長していきますから、手出し、口出しは最小限にしてあげましょう。目安としては15歳になったら「大人」として扱ってあげること。15歳以降は親目線はやめて、友達のようにふるまうほうが親子関係はうまくいきます。

［第4章］

幼少期の実体験不足が及ぼす悪影響 体験を通した五感の刺激がなければ 創造力や共感力は育まれない

0～1歳の子どもの特徴

ここからは、年齢ごとに育児で気を付けなければいけない点をさらに詳しく解説していきましょう。

出生してまもなくの時期は、母親、または母親に代わる存在がそばにいないと赤ちゃんは育ちません。乳をもらい、栄養を得て育つわけですが、哺乳に関しては悩む親はとても多いと思います。母乳が出ない、仕事をしていて母乳を十分にあげられないといった悩みが最も多いと思います。

しかし、母乳でも人工乳でも問題はありません。母乳が出ないことで母親が悩み苦しみ、子どもに申し訳ない気持ちを抱いてしまうと母子の心の安定が崩れてしまいます。ありがたいことに現代は栄養的にも非常によく考えられた人工乳が販売されています。アレルギー症状の出ている赤ちゃんであれば、母親の母乳よりもアレルギー対策用の人工乳のほうが望ましいケースもあります。

ただし、母乳であれ人工乳であれ、授乳中のスキンシップを十分に取ることは意識してほしいと思います。母乳や人工乳をあげながらテレビを見るとか、スマホをいじってはいけません。赤ちゃんの顔を見て、時に話しかけ、母親自身もゆったりとくつろいだ時間を過ごしましょう。

母性愛から、子どもを抱いたり、話しかけたり、あやしたりすることを「マザーリング」と呼び、赤ちゃんの健全な発達に欠かせないものとして知られています。

20世紀初頭、世界中の多くの孤児院で乳児の死亡率が非常に高まっていたのですが、ドイツのデュッセルドルフに死亡率の非常に低い孤児院がありました。そこでは、アンナという女性が赤ちゃん一人ひとりを抱き上げて日に3回ミルクを飲ませていました。多くの孤児院は人手不足ですから、赤ちゃんをベッドに並べて寝かせたまま哺乳瓶でミルクを与えていたのです。

抱き上げて話しかけ、触れながらミルクをあげる。ほとんどの母親なら当たり前にするこの行為が、赤ちゃんに生命力を与えたのです。この事実を踏まえて、抱いて乳を飲ませる行為が「マザーリング」と名づけられました。

生後1カ月になるとそろそろ目が見え始め、母親を目で追うようになります。2カ月頃にはニコッと笑顔を見せるようになります。この頃になると「アーウー」と意味のない言葉（喃語《なんご》）を発して親に働きかけます。これが親や家族との人間関係の始まりであり、社会生活上のコミュニケーションの始まりでもあるのです。この段階での意思の伝達は「泣く」ことだけです。気持ちが悪い、痛い、お腹がすいたなど、心地悪さを泣いて訴えるのです。

少し経つと、情動行動が見られるようになります。嬉しい、心地よいときには微笑み、「キャーキャー」と声を上げて喜びを表現します。誰かが顔をのぞかせ、話しかけるなど友好的な関係を持とうとしてくれると嬉しさを全身で表現するように手足を動かし、高い声をあげます。反対に悲しい、寂しいなど、負の感情によって泣くようにもなります。お腹が空けば泣き、オムツが汚れると早く替えろと泣き、寂しくなると相手をしてほしいと泣く……。「してほしい」ことに対して要求行為で泣くわけです。

つまり泣けるということは「何かをしてほしい」と要求できる証です。「泣く子は育つ」とはよく言ったもので「要求する↓叶えてもらう↓喜ぶ↓褒めてもらう」といった親子のコミュニケーションが社会性を育てていくのです。こうした親子のやりとりが足りないと脳の前頭前野の発育に影響が及び、情動の表現がうまくできない子に育つ可能性があります。

生後7カ月頃になると、人見知りをするようになります。よほど多くの人と触れ合う環境で育っていれば人見知りは少ないかもしれませんが、一般的な家庭で育っている子であれば人見知りは自然な発達の過程です。お母さんが唯一の安全基地の表れなのです。見慣れた人には気を許せても、知らない人には警戒心を持つというのは、これから先の人生においても重要なスキルとなります。

ただしいつまでも人見知りを続けていてはその子の世界は広がりません。少しずつ人慣れするように、親戚に会わせる、近所の人たちに話しかけてもらう、抱いてもらうなどの機会を増やしていくようにしましょう。母親や家族がそばにいれば安心して大丈夫と思えるようになると、人見知りは少しずつ軽減していくはずです。

おとなしい子はいい子？　実は危険信号です

「うちの子は手がかからなくて」「おとなしい子なんです」と自慢げに話す親を目にすると、少し危険だなと感じます。

私は、乳児期早期の「情動形成」がとても大切なものと考えています。情動というのは喜び、恐怖、驚き、怒り、悲しみなどの感情が急激で一時的に表れることをいいます。情動を得ると、心拍や呼吸などの身体の変化、感情によって起こる思考、その後の行動の変化という3つの反応が現れます。

例えばおむつが濡れて気持ちが悪くて赤ちゃんが泣いたとしましょう。母親が忙しくてすぐに対応できないときに「ちょっと待っててね」と声をかけ、少し間を空けて「お待たせ」とおむつ交換をしたとします。このときの赤ちゃんは、母親の優しい声かけが「訴えて、待てば心地よくしてもらえる」と学びます。もちろん一度だけの経験ですんなり学ぶわけではありませんが、日々のやりとりの中で感情を表出すること、そして感情を抑えることの意味を知るのです。これが情動形成です。

ところが泣いても何も反応してくれない場合、おむつを替えてもらえるまで泣き続けるか、諦めて気持ちの悪いまま待つしかありません。最初こそ泣き続けるかもしれませんが、徐々に諦めて感情を表に出しても意味がないと誤学習してしまうのです。

いつも一緒にいる大人から相手にされずに育てられてしまうと情動形成ができずに、感情を表せない、おとなしい、育てやすい子に変わっていくのです。そして新生児期から4～5カ月の間に情動形成がなされないと、発達障害の要因になる可能性があると私は考えています。


「抱き癖がつくから抱いてはいけない」という話は絶対に信じないでください。この時期はとにかくたくさん抱き上げて、その都度話しかけてスキンシップをしてあげましょう。赤ちゃんは抱かれると温もりを感じ、安心感を得ます。愛する人の匂いや声を近くに感じるのもとても嬉しく思っています。だからこそ泣いてでも抱っこを要求するのです。

抱き癖を心配するよりも、たくさん抱いてあげて幸せをたっぷり感じさせてあげてください。この時期にたくさんの幸せを感じることで「生まれてきて良かった」と、赤ちゃんながらに感じているのです。愛された経験は一生、その子の心を支配します。

もし、たくさん抱っこしてあやしても反応が鈍いと感じたときには、早めに小児科医に相談しましょう。しっかり赤ちゃんに向き合っていれば、赤ちゃんの無表情やあまり泣かない、笑顔が少ない、視線が合わないなどには生後半年になる前には気づけるはずです。

言葉の発達は焦らずに見守る

言葉の発達には、個人差がありますが、多くの子は1歳半までには自分から2~3種類の単語をしゃべるようになり、2歳半になると2語文、4歳頃になると多語文をしゃべるようになります。

言葉が遅いと発達障害をすぐに疑う親が多いのですが、コミュニケーション不足が原因の場合もあります。1歳半や2歳で言葉が出なくても、お母さんの言っていることが理解できて指示に従えるのならあまり問題はありません。3歳になって急に「少し黙っていてね」と親が注意するほどしゃべるようになる子はたくさんいますので心配はありません。関係性ができているかです。

年齢別の子どもの特徴

1歳頃になると兄弟姉妹や祖父母とも触れ合えるようになり、両親以外の家族と遊べるようになります。短時間であれば母親が離れていても、家族や親戚と一緒なら大丈夫と思えるようになるのです。言葉の理解と発語も少しずつ発達して、意思の伝達がおおむねできるようになるからです。

2歳から2歳半を過ぎると少しずつよその子どもと触れ合えるようになります。公園デビューにも適した時期です。とはいえ最初から友達遊びができるわけではありません。興味がありそばに行くのですが、遊び方が分かりません。時には突き倒してしまったり、友達のおもちゃを取り上げてしまったりしてしまいます。母親があいだに入って遊び方や接し方を教える手伝いも必要です。

できれば3歳までに2～3人の友達と遊べるようになっていると、幼稚園に入園する子は安心です。公園などで友達がつくりにくければ、母親の友達で同じ年の子どもがいる人とつながりを持つのもよいでしょう。近所に知人がいなければ育児サークルを活用するのもおすすめです。自治体の育児支援をしている部署に問い合わせると、育児サークルを紹介してくれる地域も多いようです。

2歳半になるとトイレで排尿できるようになります。しかし、完全に習得するまでには個人差があります。無理強いしてはいけません。トイレを嫌いになってしまいますので焦らず対応する必要があります。

大人になってもおむつでいいとか、トイレで用を足さないと意地を張る人はいません。いずれ必ずトイレで用を足すようになりますから、親が焦りすぎず子どもの発育に任せましょう。

0歳から3歳の間に、最も重要な愛着形成が築かれます。

育児の中心は母親。それには大切な理由がある

０歳から３歳は愛着形成の大切な時期です。子どもは特定の養育してくれる人を認識するようになり、親子の絆が生まれる時期でもあります。母親は乳を飲ませてくれる人、つまり「生かしてくれる唯一の人」であり、ほかに代えがたいものです。もちろん人工栄養で父親や祖父母が育てることもできますが、母親の同居がかなうなら、やはり育児の主は母親であるべきです。

母親がいないと子どもは不安になります。残念ですが、まだこの時期は父親では子どもにとって不足があります。最近はイクメンという言葉が当たり前のように使われ、父親の積極的な育児への関わりが推奨されています。父親の育児参加は素晴らしいことですし、家族を支える重要な役割でもありますが、どうしてもお産をした母親にはかないません。母子の間には特別なつながりがあるのです。家庭の事情で祖父母が多くの時間の育児に関わっている場合でも、決して祖父母が育児の主になってはいけません。責任をもって育児をするのは両親でなくてはいけません。

育児の主体が二つになってしまうと子どもは混乱し、成長するとともに問題が起こります。小学校中学年頃になると、友人関係や勉強、チームスポーツなどの場面で子どもは悩みを抱えるようになります。思春期に体が少しずつ変化し始めれば、訳もなく不安を感じることもあるでしょう。そのときに安心して相談できる、不安や心細さなどを丸ごと包み込んでくれる唯一の存在が必要なのです。オブザーバー的に父親やおじ、おば、祖父母に相談をすることはあっても、顔を見るだけで不安や悩みがあると気づいてくれるたった一人の存在が母親であると、不安定な時期も子どもは乗り越えていきます。

そのためにも0～3歳までの育児は母親が中心となり、絶対的な安全基地になってあげなければなりません。日々、子どもの顔をしっかり見て、触れ合い、対話をしましょう。昔はおんぶをして家事をすることで母親の温もりを子どもは感じていましたが、最近はおんぶをする母親は少なくなりました。おんぶをしないなら意識して何度も抱いてあげましょう。膝にのせて絵本を読んであげるとか、一緒の布団でくっついて眠るのもいいでしょう。ことあるごとに頭をなでてあげるだけでも子どもは嬉しくなりますし、愛されていると感じます。

日々の生活の中では、母親とともに多くの体験をさせてあげましょう。母親一人のほうが簡単に済む買い物や掃除も、子どもと一緒に楽しみながら行うことで「社会で生きていく」ためのスキルも学べます。買い物の途中で知り合いに会ったらどんなふうに挨拶をするのか、街中で困っている人がいたらどうするのか、道徳観も母親から学んでいくのです。

愛着形成がこの時期にしっかりされないと、子どもは親からの自立がうまくできなくなってしまいます。母親を信用していないから、母親の言葉には耳をふさぎ、反発ばかりするようになります。「反抗期の子どもはみんなそう」と思われるかもしれませんが、愛着形成がきちんとなされている子は言動では母親に反抗しているように見えても、心の中では母親が好きでたまらないのです。反抗期が過ぎた途端、母親に優しくなり、自立したあとは母親を労わってくれる立派な大人に成長していきます。

もちろん事情があって母親が育児に関われない家庭もあるでしょう。その場合には、母親の代わりとなる人が「自分が母親」としっかりとした自覚を持って子どもを愛してあげてください。

0～3歳の特徴

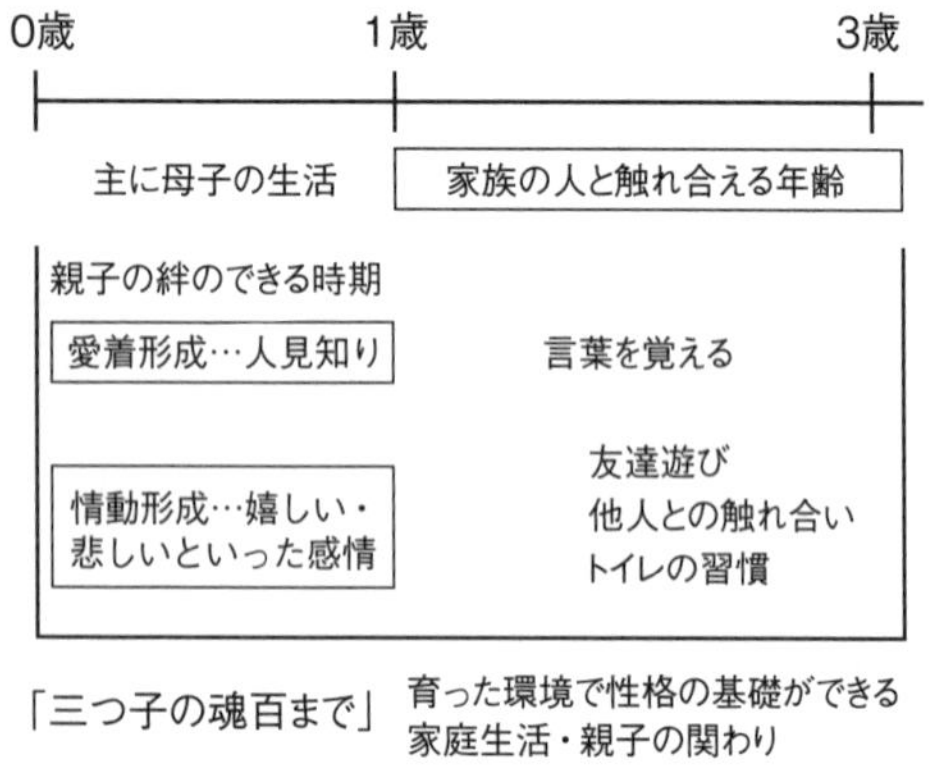

三つ子の魂百まで・体験を通して構築される シナプスのネットワークができる時期

出生時の脳の総重量は４００～５００ｇですが、２歳の時点では１２００～１３００ｇ、３歳までに大人とほとんど同じ重量に成長します。この間にシナプスが生まれ、脳の神経ネットワークが構築され、思考力、行動力、運動能力などの機能が成長していきます。

その際に重要となるのが視覚、聴覚、嗅覚、味覚、触覚の五感を通して体得した経験と、体験に伴う嬉しい、悲しい、悔しいなどの感情です。経験と感情の結び付きがシナプスを増やし神経ネットワークを構築し、さまざまな能力の基盤となっていきます。大切なことは、逆に使われなかったシナプスは除去されてしまう点です。このことは「神経の刈り込み」と呼ばれ、将来の得手不得手や好みにも影響していきます。

一人遊びをしている赤ちゃんを観察してみると、いろいろなことに興味を持ち、確認している様子が見て取れます。物や自分の手を目で見て、触り、口に持っていきます。触った感触は硬いのか、柔らかいのか、ざらざらしているのか。味はどうだろう、噛んだ感触は？　食べられるかな？　軽いかな、重いかな……と、五感をフル稼働させているのが分かるはずです。口に入れたものが美味しかったら嬉しいと感じ、まずければ悲しい気持ちになるでしょう。

こうした経験の感情がシナプスをつくるのですが、赤ちゃんの周囲がきれいに片付けられていて興味をひかれる物がなかったらどうでしょうか。ハイハイを自由にさせてもらえなかったら、運動系はもちろん、目で見たものを確認しにいく作業もできません。経験が多ければ多いほどシナプスは増えますが、経験が少なければ、成長しかかっていたシナプスは成熟を諦め、やがて刈り込まれてしまうのです。

人との関わりでも同様です。たくさん人と関わって、多種多様な経験をして、喜び、悲しみ、痛み、興奮などを経験することでシナプスは増えますが、人との関わりがなければ感情面のシナプスが刈り込まれる量が増加してしまうのです。

いろんな場所に行き、暑さ寒さを体感し、歩き、走り、ジャンプをして、泳ぎ、泥んこや雪を触ったり、料理のまねごとをしたり。とにかくこの時期にたくさんの経験をして、さまざまな感情を味わうことが、将来の能力や感情表現、社会性の成長につながっていきます。

英才教育をする必要はありません。無理強いしても子どもには負の感情しか生まれません。本人が積極的に関わって、できるだけ自由な発想で楽しませてあげること、そして周囲の大人も一緒になって楽しんであげれば、より豊かな経験になるはずです。

注意してほしいのはテレビや動画に子守りを任せることです。一方的に流れてくる動画を見ているときには脳はごく一部しか使われていません。シナプスを増やし脳の神経ネットワークを強化するには、体を動かし、五感を使うしかないのです。

人との関わりがうまくいかなくなる愛着障害

幼児期に母親との愛着がしっかり行われないと、本格的な障害「愛着障害」へと移行してしまうので注意が必要です。主なものには反応性愛着障害、脱抑制性愛着障害、解離性障害があります。

●反応性愛着障害

親子の愛着がうまくいかなかったことで、親以外の人との信頼関係も築けなくなります。周囲に対して警戒心が強くなったり、極度におびえたりと対人関係に悩みます。幼いうちに発症すると、同じ年齢の子どもともうまく遊べなくなり、孤立してしまうこともあるでしょう。

発達障害の子どもと見分けづらいものですが、安定した養育環境に置かれるとほとんどの場合で改善され、人間関係がうまくつくれるようになり発達障害とは区別されます。しかし、環境が改善されないと将来にわたって対人関係において影響し続けてしまう可能性があります。

●脱抑制性愛着障害

親との愛着がなかったために他人に対して愛情を強く求めるようになります。特徴としては家族以外の人に極端にベタベタする様子が見られます。周りの大人への過剰な欲求が強く、満たされないと落ち込んでしまいます。初対面の人に対しても、自分から積極的に近づき、ベタベタくっついたり、しがみついたり、時には泣きまねで注意を引こうとします。施設などで育った子どもによく見られる障害でもあります。

「脱抑制」とは抑制が利かなくなった状態で、愛着を示す行為を抑制できないことを意味します。誰に対しても愛着を示さない「反応性愛着障害」とは対照的な症状といえます。

また、大人には過度な愛着を示す一方で、子ども同士の交流は苦手です。仲間をうまく作れなかったり、友情を育むのも難しくなったりします。

●解離性障害

意識や記憶などの能力が一時的に失われ、自分自身の感情や行動、思考などの同一性が分断されてしまう障害です。多数の人格が同一の個体に共存する、いわゆる多重人格の状態で、怖い体験や嫌な出来事があると、別人格に置き換わるといわれています。

年齢ごとに多くの人格が現れることがあります。例えば、8歳の頃に現れた人格だったり、12歳の中学生のときに現れた人格だったり、時には異性が現れることもあります。多重人格とは、虐待のところでも書きましたが、つらいことがあったときに本人の身代わりになって現れる人格でつらい状況を引き受ける人格（存在）です。本人自身はその間の記憶を消してしまいます。本人以外の人格が表に出ているときは本人は覚えていないことが多いようです。本人の中に、ほかの人格が何人か住んでいるような状況が多重人格です。

これらの愛着障害を起こす、あるいは起きそうな時期にはさまざまな症状が現れます。肉体的には不眠や食欲不振、それに伴い体重の減少、幼少期であれば身長の伸びが悪くなるといったものです。

精神的には落ち込み、イライラしやすくなる、嘘をつく、物が片付けられなくなる、物に固執する、ネガティブな思考になるなどが挙げられ、その結果として命に危険が及ぶような行動をとる、リストカットなどの自傷行為をする子もいます。愛着形成が人として生きていくために重要なことがお分かりいただけると思います。

虐待が非行や犯罪を増やす原因になっている

この書籍を読まれている人には「虐待」という言葉は縁遠いと思いたいのですが、子育てを語るうえで虐待について述べないわけにはいきません。虐待は単に子どもに暴力を振るうだけではありません。暴力を振るうのを身体的虐待、育児をしないのをネグレクト、精神的に追い込んでしまうのを心理的虐待、子どもに性行為を強要したり、わいせつな行為をしたりするのを性的虐待といいます。

近年、虐待を受けて育った子どもたちの中に発達障害児が多いと分かってきました。日本小児看護学会誌に「そだちの凸凹（発達障害）とそだちの不全（子ども虐待）」という記事を寄稿している杉山登志郎先生は、虐待を第四の発達障害と表現されています。

もちろん発達障害は虐待が原因ではありません。現時点の医療では、基本的には生まれながらの障害と考えられていますから、多くは周産期になんらかの原因があったと考えるのが一般的です。

ただ、見方を変えると、発達障害の子どもたちは虐待を受けやすいといえるのではないでしょうか。

一度にいくつもの指示をされると何をしていいか分からなくなる、じっとしていられない、漢字や算数が苦手など、発達障害の子が抱える問題は多岐にわたります。それらを親が理解せず、または理解していても我慢できずに叱ってしまう例は決して少なくありません。幼い頃は優しく叱っていても、子どもの年齢が上がるにつれて叱り方が強くなったり、時には手が出てしまったり、子どもを無視し続けたりとエスカレートしていきます。

怒鳴り声や子どもの泣き声を聞いた近所の人の通報によって児童相談所が介入するようになれば、心の中では子どもがかわいくて仕方ないと思っていても、ネグレクトや療養不能と判断されて子どもが保護の対象になってしまうこともあります。

実際、小児科医である私のところに児童相談所から問い合わせがくることもあります。一つの例では、子どもの発達障害は私も把握していましたが、その後の聞き取り調査や検査で親も発達障害と診断され、子どもは一時的な保護措置となったと聞いています。

ここで皆さんに知ってもらいたいのは、多くの発達障害は生まれつきのものであったとしても、生後の環境によって脳の機能障害が重症化してしまうケースがあるということです。急激に神経ネットワークを築き脳の機能が成長していく過程で虐待を受けたとすれば、シナプスの刈り込みが多数行われてしまい、さまざまな能力や感性、コミュニケーション能力に問題が起きてもおかしくありません。

福井大学の友田明美教授は、親のＤＶを目撃したり性的虐待を受けた人は大脳皮質の後頭葉「視覚野」の容積が18％縮小、暴言による虐待を受けた脳は大脳皮質の側頭葉にある「聴覚野」の容積が増加、激しい体罰を与えられた脳は前頭前野の一部である「右前頭前野内側部」の容積が平均19・1％縮小し、「右前帯状回」も16・9％、「左前頭前野背外側部」も14・5％容積減少を認めたと報告をしています。

具体的に説明すると「お前なんか生まれてこなければよかった」とか「ゴミ」などと存在を否定され続けると、スピーチや言語、コミュニケーションにとって重要な役割を果たす聴覚野でシナプスの過剰な形成と異常な興奮が起こります。シナプスがたくさんできるなら良いことのように思えますが、不必要な興奮状態が連携しているさまざまなシナプスに伝わり、脳の代謝に大きな負担がかかります。その結果、神経伝達の効率が低下していきます。最終的には聴力に障害が起きたり、知能や理解力の発達にも悪い影響が出てしまうのです。

激しい体罰によって容積が縮小する三つの脳の部位も、問題行動と関連します。右前頭前野内側部は感情や思考をコントロールし、右前帯状回は集中力や意思決定、共感などに、左前頭前野背外側部は物事を認知する部位です。これらの脳の機能が抑制されることで、犯罪抑制ができなくなり非行を繰り返したり、うつ病の一つである感情障害が引き起こされたりする可能性があります。

ネグレクトについては私がかなり以前に経験したケースを紹介しておきましょう。ラーメン屋さんを経営しているご夫婦で、とても忙しく働いていました。そのタイミングで子どもが生まれたのですが、ほとんど相手をする時間が持てず赤ちゃんは寝かせっぱなし。時間が来ると乳を与えるだけでした。赤ちゃんがおとなしく、あまり泣かない子だったので親は安心していたのですが、3歳になっても発語がなく自閉症と診断されました。

生まれてからほとんど刺激を与えられなければ神経ネットワークは構築されません。嬉しいと感じることもなければ、楽しそうな周囲の人を見て真似して笑うこともできません。寂しく感じて泣いてみても誰も来てくれない。訴えることも、コミュニケーションを取ることもできずにただただ時間が過ぎていったのです。

親は虐待をしているとは思ってもいません。生活のため、仕事のため、もっといってしまえば子どものために稼がなければと頑張るあまりに育児がおろそかになってしまったのです。子どもが嫌いだったわけでも、あえて無視していたわけでもなかったとしても、これもネグレクトという名のれっきとした虐待です。

このようなケースは世間に数えきれないほどあります。子育てよりもゲームやテレビに夢中になる親、爪を長くし美容に時間をかける親、仕事中心で子どもを祖父母に預けっぱなしにする親など、気づかずに育児を放棄し、虐待してしまっているのです。発達障害の子どもに限ったことではなく、虐待は子どもの精神的発達に大きく影響してしまうことを大人全員が理解しておく必要があるでしょう。

チャウシェスクの子どもたちから教えられること

1960年代から1980年代にかけ、ルーマニアの独裁者ニコラエ・チャウシェスクは、人口増加が国の経済を強化すると信じて避妊と中絶を減らす政策を推進しました。子どもが4人以下の家庭に「少子税」を課しましたが、実際には貧しい家庭が多く、自分たちでは育てられない、それよりも国の施設で育つほうが望ましいと親は考え、たくさんの乳幼児が施設に置き去りにされてしまいます。

1989年にチャウシェスク政権が崩壊したときには、推計17万人の乳幼児と未成年者の孤児が施設に収容されていました。孤児院の多くは大型で劣悪な環境。親たちが望むような育てられ方はしていませんでした。1人の保育者が15人以上の幼児を見ている、大部屋に並ぶベッドに一日中寝かされているだけ、服を着ていない子や糞尿まみれの子もいました。個々の子どもへの対応を意識する余裕はなく、子どもたちは深刻な発達の遅れと異常な社会的・情緒的行動を示すようになっていったのです。

結果的に孤児院の子どもたちの多くで、情動圧縮を伴う異常なアタッチメント行動や、体を揺する、グルグル回るなど目的のない反復的動作、知的機能の深刻な障害などが見られるようになっていきました。こうした症状は、深刻なネグレクトを受けた子どもと似ています。苦痛を感じても、慰めを求めたり、慰めに反応したりしません。また、極度の情動圧縮、見知らぬ人に躊躇《ちゅうちょ》なく近づき関わる傾向、人との距離感をはかれないなど、対人関係に大きな問題を抱えてもいました。

孤児たちはアメリカやカナダ、イギリスの家庭に引き取られましたが、その時点の子どもの様子は、施設で育った期間や預けられた年齢で違いがあったといいます。施設にいた期間が長いほど、発達に変化が生じ、行動面の障害が大きくなっていたと報告されています。

例えば幼い時期に施設で養育されるようになった子たちは平均より頭囲が小さくなっていたそうです。養育時の体重も標準を下回り、低栄養と判断できました。知能検査では深刻な遅れが見られ、機能水準は同年齢の子どもの半分未満。しかも施設での生活が長かった子ほど症状は顕著でした。

施設での生活が6カ月未満のグループでは養子に迎えられたあと、発達の遅れは急激に取り戻され、11歳の時点で頭囲はほぼ正常に回復しました。しかし、施設での生活が長いグループでは、その後も発達標準値を大幅に下回り、人間関係にも不安定さが残り続けました。

生後6カ月以降に養子として引き取られた子どもは、不注意・多動、認知機能障害、無差別ななれなれしさ、低い知能指数など、自閉症に類似する症状が見られました。数値でいえば6％が自閉症の診断基準を満たし、それ以外の6％でも軽度の自閉症の特徴を示し、ADHDと認められた子も23％いたそうです。

これらの子どもたちのほとんどが、出生時または出生直後に施設に預けられていました。ただし、里親に引き取られたあとしばらくすると、自閉症の診断基準を満たした子は減少し、特に2歳までに里親に託された子は、それ以降の子と比べて発達の数値が有意に高く、愛着形成ができたケースが多かったそうです。つまり、生まれ持った障害ではなく、養育環境によって表出した症状であり、養育環境が整えば改善できる症状だったということです。

ルーマニアの悲劇が私たちに教えてくれるのは、乳児期早期の育児環境がいかに重要であり、特に2歳までは愛着形成がその後の成長に大きく起因するという事実です。幼い時期ほど親子の触れ合いを充実させ、子どもの心と脳の発育を妨げないようにしてほしいと思います。

幼児期早期のテレビの視聴

アメリカの小児科学会は、1999年に2歳までの子どものテレビの視聴を制限するように保護者へ提言しました。日本よりはるかに多いテレビ局、番組数を持つアメリカでは、子どもの視聴にふさわしくないコンテンツも多数あり、制限を呼びかけたのも納得できます。

しかしコンテンツの問題だけではありません。長時間のテレビ視聴が子どもの発達に影響を与える点も多数指摘されています。テレビを視聴しているときには、情報を得ようとしたり、ドラマでは感情移入したりと脳をフル活用しているような気持ちになりますが、実は脳はあまり動いていないことが分かっています。

テレビの視聴時、脳の後頭部の視覚野は働いているのですが、感情や感覚を司る前頭前

テレビを長く見せるほど発語の遅れが多くなる（1 歳 6 カ月児）

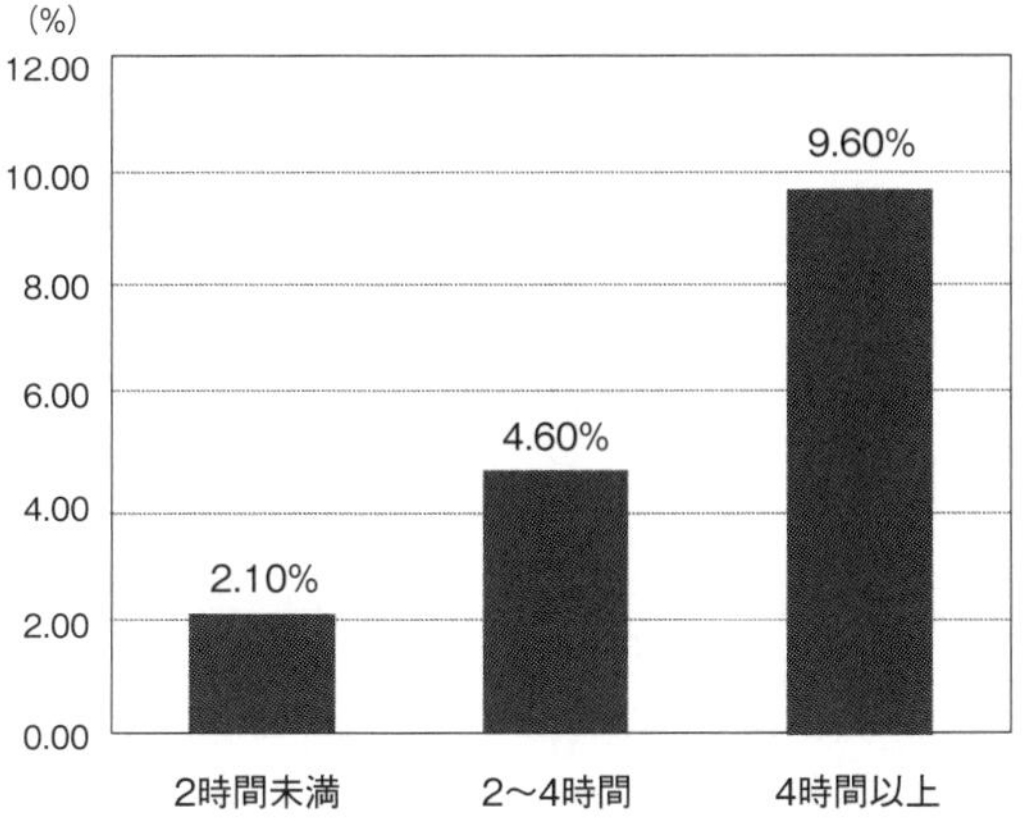

出典：2004 年 日本小児科学会誌

野の脳はあまり働いてはいません。前頭前野は人が人であることの象徴のような脳の部位で、動作や作業をする際に必要な情報を一時的に記憶し処理する能力「ワーキングメモリー」や、不適切な言動を抑える「反応抑制」を司り、行動の切り替えや計画を立てる、推論して行う行動などにも関わっています。

脳が劇的に発達していく3歳までの子がテレビ漬けになっていると、大切な前頭前野が育たず、発達障害と同様の症状を呈する子もでてきます。子どもに限らず前頭前野を適切に使っていないと、思考をやめてしまう、創造性が持てない、やる気がなくなる、ミスを連発するなどが起こり始めることが分かっていますから、子どもの能力を伸ばしたい、いろいろなことに挑戦してほしいと願うなら、テレビの長時間視聴は避けるようにしなければなりません。

また、テレビを見ている時間は親子の対話が減り、子ども自身が話す機会も減ってしまいます。日本小児科学会は独自調査によって、テレビ視聴の影響で親子の会話が減った場合に乳幼児の言語の発達が遅れることを明らかにし、2004年の段階で2歳以下の子どもにテレビやビデオを長時間見せないように提言しています。

親からすれば忙しい時間帯の子守りをテレビに任せることで静かな時間になると思ってしまう気持ちも分かりますが、時間を決め、ながら視聴はさせないようにするなどの工夫が必要です。私が経験した症例を一つ紹介しておきましょう。

F君は2歳5カ月の男の子です。「言葉が出ない」と、私のクリニックに相談に来られました。

生後9カ月から保育園に入園していましたが、名前を呼んでも振り返らず、母親の指示も理解できていないと言います。家庭ではテレビを見る時間が長く、消しているとすぐにテレビをつけるように要求してくるそうです。願いが叶えられないと興奮して怒り、泣きわめくこともあります。

親に何か伝えたいときには親の手をつかみ、親の指先で物を指して要求する、いわゆる「クレーン」状態でした。食事は、食べるのは遅いのですが好き嫌いはありません。ただし箸やスプーンは使わず手づかみ中心でした。下の子が生まれてからは寝る時間が遅くなり、一度寝付いても夜中に起きてテレビの視聴を要求することもあったようです。

初回の診察は激しく泣いてしまい、うまく診察できませんでした。自閉症的なところもありましたが、下の子が生まれたという情報もあり、親との触れ合いの時間を聞いてみると、下の子が生まれる前から両親と遊ぶ時間は少なく、親子の触れ合いは少なかったようです。

そこで、まずは両親との触れ合いを多くすること、そして親の側からベタベタと接触をすること、さらにテレビの視聴を控えるように話をして2カ月後の受診を約束して帰宅しました。

約束から2カ月遅れて連れて来られたF君は明らかに変化が見られました。おもちゃで遊ぶ、おもちゃの車に乗って体を動かす、母親と一緒に遊ぶ時間が増えたと言います。抱っこしてほしがるようになり、母親にベタベタしてくるようになってきていました。

3回目の受診のときには、おもちゃを持ってきて遊んでほしいとお願いしたり、絵本を持ってきて読んでほしいと訴えたりと、母親に自分から関わりを持とうとする様子が見られました。物が欲しいときもクレーンではなく、お母さんの手を持って欲しがるようにかわってきました。弟にも興味を示すようになり、そっと触ってみたり、弟の行動を見つめたりしています。

まだまだ、はっきりした言葉はしゃべりませんが「ダメ」を理解して行動を制御したり、いやなときには「イヤ」と言えるようになっていました。母親に抱っこをせがむ際には「マー」と声を出していました。

3歳未満で来院してくれたF君には、脳の成長のチャンスがありました。短期間で社会性も認知能力も飛躍的にステップアップしています。もし子どもの成長に不安があったらなるべく幼いうちに専門家に相談をしてほしいと思います。子どもがどうやって時間を費やしているのかを専門家が聞き取り、親に関わり方のアドバイスをするだけで、子どもの

午後10時以降に就寝する子どもの割合

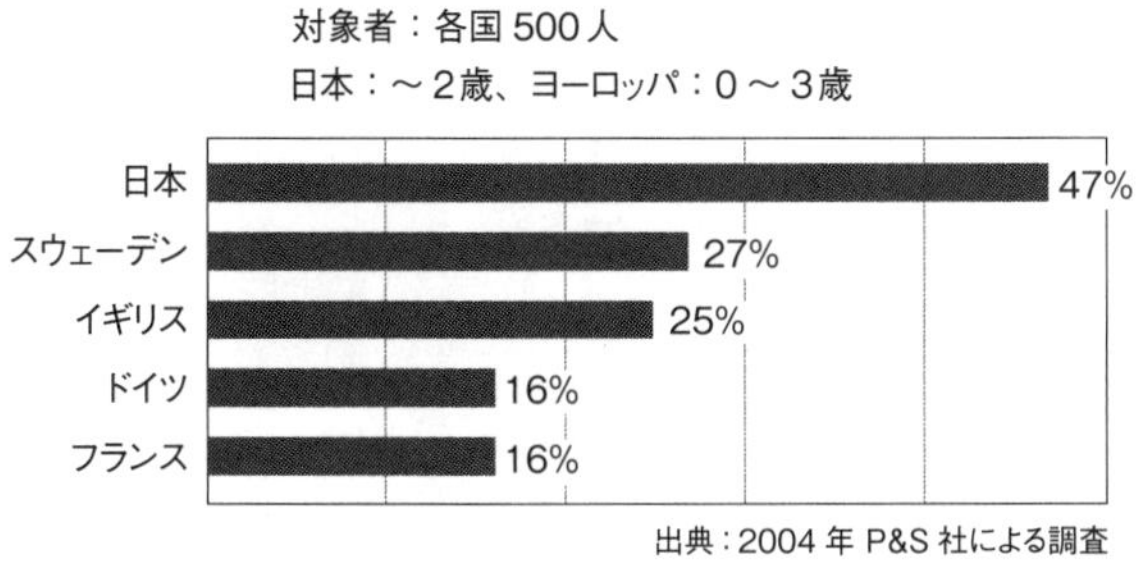

成長は格段に変わる可能性があるのです。

睡眠リズムの乱れ

第1章でも述べましたが、最近の子どもたちの睡眠リズムはたいへん乱れています。低年齢のときから就寝時刻は遅くなっています。上の図は2004年にP&S社が調査した、子どもの就寝時間についての結果です。日本は2歳より前の子が対象、ヨーロッパは0~3歳の子が対象になっているので、日本のほうが早い就寝時間で良いはずなのですが、午後7時前に就寝する子の割合が、ドイツでは35%、イギリスでは33%、スウェーデンでは26%なのに対し、日本は0・3%でした。また、午後10時以降に就寝する子の割合は、フランス、ドイツでは16%、イギリスでは25%、スウェーデンでは27%に対して、日本は47%と約半数。赤ちゃんの頃から夜更かししているのが分かります。

しかしこれでは困るのです。なぜなら、眠っている間に脳はメンテナンスを行っており、さまざまな機能の構築をしているからです。乳幼児期の睡眠不足や、夜中に何度も目を覚まし十分な睡眠が取れていないと、脳の発達に影響が及ぶ可能性は十分にあります。

昔は「大人の時間」「子どもの時間」と、家庭内でしっかり区切りをつけて「○時になったら子どもは布団に入る」と決められていることが多かったように思います。たいてい夜9時を過ぎれば子どもにとって魅力的なテレビ番組は放送されていませんでしたし、電気を消せば遊ぶ要素がなくなっていました。しかし現代は24時間動画を見たり、ゲームをしたりと楽しみが継続しています。どこかのタイミングで親が区切りをつけ、それを家庭内のルールとしてしっかり根付かせないといけません。

そもそも人の体には「体内時計」が存在しており、暗くなったら眠る、明るくなったら起床するというのが自然の営みです。地球上に誕生してから長い年月をかけて私たち人間は「概日生体リズム」をつくり、社会を構築してきたのです。

体内時計はサーカディアンリズム(概日リズム)とも呼ばれ、24・5~25時間の周期で変動する生理的現象のことをいいます。光や温度、食事など、外界からの刺激によって修正され、脳の視交叉上核でコントロールされています。

不思議に思いませんか？　一日は24時間なのに、体内時計はそれより少し多めです。そのとおりで、放っておくと私たちの体は徐々に一日のペースが崩れてしまい時差ぼけのような感覚に陥ってしまいます。この状態をリセットするために必要なのが朝日を浴びることです。日の光を脳にある視交叉上核という部分が感知すると、睡眠に関するホルモン、メラトニンの分泌が抑制されます。これによって一日のリズムが調整されて24時間を一日として私たちは生活ができているのです。

メラトニンの分泌が規則正しく行われると、活動ホルモンのコルチゾールが上昇し、血糖も上昇。同時に自律神経も作用して、日中の活動にふさわしい体調を維持できます。そして夜には副交感神経が優位になり、血圧や体温が下がり、ゆっくり深く眠れるようになります。

つまり、夜しっかり睡眠をとり、朝日を浴びられる時間に起床をすることで、脳の機能が正しく働き、脳も体もメンテナンスが行われるのです。

また、睡眠時間が短くなると、記憶を司る「海馬」が萎縮するといわれています。自閉症の子どもたちは夜、しっかり眠れない子が多いのですが、海馬の成長に問題が起きている可能性があるのかもしれません。

さらに、睡眠不足によって糖代謝がうまくいかなくなるケースも多々あります。睡眠時間が短くなると、レプチンという食欲抑制ホルモンが減少し、反対にグレリンという食欲増進ホルモンが増加し肥満になることが分かっています。糖代謝は食事から摂取した糖質が分解されて血液中でエネルギーに利用されるとか、余分な糖が脂肪やグリコーゲンとして貯蔵される仕組みのことをいいますが、こうした仕組みに異常が起こると、肥満になりやすく、ひどい場合には糖尿病の原因にもなります。メンタル面でも落ち着きがなくなるとか、イライラしやすい、怒りっぽくなるなどの症状が出ることもあります。

睡眠リズムが狂っても子どもは自分で調整しようとはしませんから、知らない間に自律神経の働きが狂い、ますます朝起きられず、夜になってエンジンがかかって元気になってしまう場合があります。大人でも休日に寝だめをすると睡眠リズムが崩れてつらくなることがありますが、子どもは睡眠リズムの乱れが大人より深刻に体調や成長に直結するのです。

特に0～2歳までは急激に脳が成長する時期です。睡眠がうまく取れない、生活リズムが一定しないのは非常に危険です。大人の都合で子どもを振り回さないように、規則正しい生活ができるように、親が環境を整えるようにしたいものです。

「母乳絶対主義に踊らされないで!」

赤ちゃんの栄養についても伝えておかなければなりません。

今も昔も、赤ちゃんにとって「良いこと」として推奨されているのが母乳です。そのせいで母乳の出にくい自分を卑下する母親が出てしまったり、赤ちゃんの生育状態や病気を人工乳が原因と話題にする人がいたりと困った事態になっています。実際には母乳育児にこだわりすぎる必要はありませんし、出生直後の赤ちゃんにとっては母乳よりも必要な水分と栄養分があるのです。

出生直後の赤ちゃんにとって必要な最小限のカロリーを母親が母乳で出せるようになる

のは、早くても出産後3日目以降、平均すると4～5日目とされています。もしこの期間も母乳だけの育児を進めてしまうと、赤ちゃんは飢餓状態、そして水分不足に陥り、脳神経発達に害を与える危険性があります。

福岡市の発達障害児の年次推移を見ると、2011（平成23）年度の発達障害児数は647人で、1989（平成元）年の33人から22年間で約20倍に増加しています。厚生労働省が母乳育児支援として完全母乳を推進したのが1993（平成5）年、カンガルーケアを推進したのが2007（平成19）年ですから、厚生労働省の二つの「おすすめ」が発達障害児を増加させていると考察できます。

残念なことにこうした動きは世界的にも流布されていて、WHOとユニセフは「母乳育児成功のための10か条」の中で「医学的な必要がないのに母乳以外の物、水分、糖水、人工乳を与えない」と明言しています。多くの産院や産婦人科がこの考えを踏襲し、赤ちゃんを飢餓状態にしているのですから驚きです。

かねて発達障害は遺伝疾患であり、出生前に脳に起きている障害の一つとされてきましたが、出生後の体温と栄養の管理が行き届かずに、生後に発達障害を発症させている可能性を真剣に考えなくてはなりません。母乳が満足に出始めるまでの数日間の低栄養は積極的に人工ミルクなどで補い、生後３日間の体重減少をいかに少なくするかがとても大切なのです。

つい最近のことですが、私のところに生後1カ月の赤ちゃんを連れてきた母親がいました。赤ちゃんが泣いてばかりで悩んでいるようです。話を聞くと、産科の医師に「ミルクは40ccしか飲ませてはいけない」と言われたことを忠実に守り、赤ちゃんがミルクを欲しがっても与えることはせず、母乳育児で頑張っているそうです。

しかし授乳前後の赤ちゃんの体重を量ってみても、母乳が足りていないのは明らかです。赤ちゃんは満腹にならず、いつもひもじい状態が続いていたのです。このままでは栄養失調になってしまいます。人工乳に切り替えるか、混合栄養でもよいですから、赤ちゃんが満足できるように乳を与えなければいけないと説明しました。

「でも、ミルクは赤ちゃんに良くないと言われていて……」と母親は下を向きます。私は「このままでは危険です」とはっきり伝えました。そして必ずしも母乳は完璧ではないことを説明しました。

実際のところ、最近の母親はビタミンDや鉄分の不足が目立ちます。女性トップアスリート219人を対象に行われた血液検査でも、約54%でビタミンDの欠乏が、約23%で鉄欠乏が見られたといいます。栄養管理をしっかり行っているスポーツ選手でさえ不足しがちなのですから、一般の女性ではさらに深刻なはずです。

母親に不足している栄養は、当然、母乳でも不足しますから赤ちゃんにも影響が及びます。鉄の不足は貧血の原因になるだけでなく、発育や運動神経の発達にも問題が生じます。精神的にもイライラしたり怒りっぽくなったり、本人も家族もつらい状況に陥ることがあります。一方のビタミンDは骨の成長に必要な栄養素です。不足すれば身長の伸びが悪くなったり、O脚になってしまったりなど、赤ちゃんの体格に影響が出ます。

母親がバランスよくしっかり食べていればもちろん問題はありませんが、育児、家事、仕事と時間に追われていると自分の食事は二の次になってしまうかもしれませんし、産後に体型を戻そうとダイエットをしていれば栄養が足りなくなる可能性は十分に考えられます。

その点、人工乳は栄養バランスがしっかりと考えられており安心です。もちろん、私は母乳栄養を否定はしません。健全な母親の母乳に勝るものはないとも思っていますし、乳房をくわえることで赤ちゃんが情緒的に安心できるのも事実です。親子の絆という点では母乳に軍配が上がるのは確かでしょう。

しかし、栄養が足りないのであれば母乳にこだわらず、人工栄養を与え、赤ちゃんを満足させてほしいのです。私は、発達障害の要因は、妊娠中および出生早期の周産期の栄養と睡眠が大きく影響していると思っていますので、とにかく赤ちゃんに栄養をしっかり与えてほしいと願っています。

「牛乳は乳幼児にとって完璧な飲み物ではありません」

人工乳が赤ちゃんの栄養を支えるのだから、断乳後は牛乳で子どもの栄養が十分に摂取できると信じている親がいることに驚いた経験があります。完璧な栄養源だと勘違いし、1歳過ぎの幼児に牛乳を大量に与えていたのです。

しかし、牛乳はあくまでも牛の赤ちゃんのためのミルクです。牛の赤ちゃんが急激に体を成長させる時期には都合が良いものかもしれませんが、人間の幼児にとっては、飲み過ぎると栄養過多や栄養バランスが乱れる原因になってしまいます。牛乳は補助食品と考え、バランスのいい食事を朝昼晩三食規則正しく食べさせるべきです。

幼いうちは偏食が強い子、食の細い子、食欲にムラのある子など、栄養バランスが乱れがちな子はたくさんいます。だからといって子どもの好きなものだけを与えていては、栄養は偏ってしまいます。料理を担当する親は大変ではありますが、苦手な食材は小さくカットしたり、かわいらしい盛り付けにしたりと工夫をしてあげましょう。同じ年くらいの子と一緒に食事をさせて、ほかの子が美味しそうに食べているところを見せると一緒になって口に運んでくれるかもしれません。

特に成長に欠かせない栄養素として、カルシウムと鉄を補うメニューを考えてください。カルシウムは、骨や歯の形成に関わり成長には欠かせません。強い骨を育てるためには20歳までに十分な骨量を得る必要がありますが、幼児の頃のカルシウム不足は絶対に避けなければなりません。カルシウムと聞くと「やはり牛乳」と思われるかもしれませんが、小魚や小松菜などの緑の濃い野菜、木綿豆腐、納豆にも豊富に含まれています。牛乳だけに頼らず、さまざまな食品からカルシウムを取るようにしましょう。

鉄は肉類、魚、レバー、豆乳、がんもどき、あさり、しじみ、小松菜、ほうれん草などに多く含まれます。成長を支える大切な栄養素です。メニューに取り入れてしっかりと食べさせてあげましょう。

幼い子の生活習慣の乱れ

日本の赤ちゃんは世界一夜更かしといわれています。一度身についた生活習慣を変えるのはハードルが高く、夜更かし癖のついた子は、保育園や幼稚園に通いだしても午前中いっぱい元気に活動できず、なかには立ったまま寝てしまう子、カリキュラムに参加できないほどぐずってしまう子もいます。

赤ちゃんの頃から夜寝る時間を一定にして、生活リズムを整えるように導いてあげてください。最近はレストランやスーパーで夜遅くに子どもを見かけることが増えています。親の都合で仕方がないのかもしれませんが、たまにならともかく頻度が高ければ子どもの発育や情緒に影響が及びます。

また、保育園へのお迎えが非常に遅い親も増えていると聞きます。共働きや夜間勤務など致し方ない事情もあるかとは思いますが、最低でも3歳までは時短勤務や勤務時間の変更をお願いして帰宅を早めてほしいと思います。日中は保育園に預け、夜の親との触れ合いも短時間では子どもは正しく育ちません。

今の時代に合わない発言と思われるかもしれませんが、子どもたちの未来を考えると母親が子どものために時間をつくるのは義務だと私は考えています。一緒にご飯を食べて、一緒にお風呂に入って、早い時間に寝かしつけるルーティンをつくりましょう。休日にたっぷり遊べばすむというものではありません。育児は毎日の積み重ねが大切です。子どもが小さなうちは子ども中心に生活サイクルを作り直す覚悟が親には必要です。

メディアの弊害、ゲーム依存が子どもの能力を低下させる

子どもたちの未来を考えるにあたり、メディアの弊害はいくら話しても伝えきれないほどです。メディアが発達するにつれ、外で元気に遊ぶ、自宅では積み木やおままごとなどで実際に体を使って遊ぶ機会が減少してきています。

1953年にテレビ放送が開始され、1970年には、ほとんどの家庭にテレビは普及

しました。当時のテレビ番組は深夜には打ち切られ、その構成は大人向けと子ども向けが時間で明確に区切られていたように思います。夜遅くは子どもが見たくなるような番組は放送されていませんでした。テレビの長時間視聴が目や脳になんらかの悪い影響を与えそうとの見方はありましたが、子どもたちがテレビの前にずっと座っている状況ではなかったはずです。

しかし1976年にVHSビデオデッキが発売され、1990年には全世帯の70％に普及しました。このことによって、見たい番組がいつでも自宅で再現できるようになり、テレビの長時間視聴が問題視されるようになったのです。テレビ番組を録画するだけでなく、映画などのビデオテープが販売され、手軽に映像が楽しめる時代に突入したのです。

さらにもう一つの重要なメディアがゲームです。国産の家庭用ゲーム機は1970年代に販売がスタートしましたが、本格的に家庭にゲーム機が導入されるようになったのは1983年の任天堂ファミリーコンピュータの発売以降です。カセットを挿すだけでゲームが起動し、子どもたちが扱いやすいコントローラを実装。子どもたちは夢中になり、外で駆けずり回る子どもが急激に減っていきました。

テレビもゲーム機も楽しむこと自体に問題があるわけではありません。長時間浸ってしまい、ほかのことをする時間がなくなる、あるいはほかのことをしたくなくなってしまうところが危険なのです。画面の前に座り、その間は、ほとんど体を動かしません。運動不足になるのはもちろん、筋肉や骨への刺激が減って成長にも影響が及びます。親が話しかけても聞こえないほど集中していますから、当然、家族での会話は減ります。コミュニケーション能力や会話のスキルが身につく機会も減少します。もちろん視力にも影響が出ます。

何よりも問題になるのは人間として必要な体験が不足する点です。外気に触れることで得られる感覚や四季折々の風景や匂い、自転車をこぎ、足で走って得る爽快感、五感すべてを使って感じるあらゆる経験が激減してしまうのです。

最近は私のクリニックに来院する子どもたちの中にも、ネットでつながる対戦ゲームに熱中して生活リズムが乱れている子が目立ちます。「少しだけ……」と決めてゲームを始めるのですが、あと一回を繰り返し、結局、宿題をする時間も眠る時間も短縮されているようです。極端な子は、朝起きられず学校を休みがちになり、結果的に不登校となってしまう子もいるほどです。

動画の視聴やゲームはアルコールや薬物と同様に依存症を引き起こします。脳機能に障害をもたらし、言葉の発達遅延や対人関係に問題のある大人に育ってしまう危険性もあります。また、勉強面でもリスクがあります。２０１４（平成26）年度全国学力・学習状況調査では、ゲームを毎日４時間以上する子とまったくしない子を比べると、国語、算数ともにゲームをする子の成績が劣ることが判明しています。

動画やゲームのすべてを否定しているわけではありません。世の中の流れとして、インターネットを通じたコミュニケーションやゲームが人と人をつなぐツールになっている事実はあるのですから。しかし、日常生活で大切なこと、将来の人生設計に必要な経験に支障をきたさない程度のケジメは付けなくてはなりません。

「自分でゲームの時間を決めなさい」「将来どうなっても知らないわよ」など、子どもに任せてしまうとか放任するのはいけません。子どもからすれば「楽しむことがなぜ悪い」

「お母さんはゲームが嫌いなだけだ」と、親を否定する考えしか浮かんでこないはずです。将来どんなことをしたいのか、そのために今何が必要なのかを親子で話し合い、動画やゲームに関しては厳格なルールを決めて守らせるようにしましょう。どんなに長くても一日に2時間が限界だと私は考えています。

診察中にスマホが手放せない子、待合室でゲームをしていて診察に呼ばれても立ち上がれない子はたくさんいますし、1歳児でも親のスマホやタブレットで動画を見続けて診察ができない子もいます。大きくなればなるほどゲームから引き離すのは難しくなりますから、3歳以前にはスマホもゲームも子どもだけで触らせないように徹底してほしいと小児科医として切実に願っています。

怒りやすい、暴力的な子が増加している理由

動画やゲームの問題点は生活リズムの乱れや言語、学習の能力低下にとどまりません。感情のコントロールの面でもやっかいな問題が生じるケースがあるのです。

子どもがゲームをしている最中に、突然大きな声で「くっそー!」「バカ野郎!」「ふざ

けんな！」などの暴言を吐き驚いた経験のある親は少なくないでしょう。なかには部屋にあるものに当たるとか、ゲームのコントローラやテレビ画面を破壊したというツワモノもいると聞きます。

ゲームの中に「FPS」や「TPS」と呼ばれるゲームのジャンルがあります。ほかのプレイヤーを倒し生き残るシューティング系のゲームで、スリルと興奮がたまらないとゲーム好きの友人から聞いたことがあります。こうした種類のゲームに没頭していると、すぐにボルテージが上がり、負ければ非常に悔しがり、味方がミスをすればなじり、勝てばものすごくはしゃぐなど、感情の起伏が激しくなります。「台パン」というそうですが、興奮して机を叩くなど物に当たる行為がふつうに行われているとも聞きました。

大人であれば、ゲームを終えたあとは冷静に戻れるのですが、脳の前頭前野が未発達な子どもたちは恐怖や怒りを司る扁桃体の働きが大きくなってしまい、衝動的な行動が続いてしまう傾向があります。そのために、ゲームを頻繁にしている子は暴力的な言動が多くなるという調査結果も出ています。動画やゲームに登場する残酷なシーンが脳に記憶されることで、暴力的になる危険性もあります。

それからもう一つ、スマホのオンラインゲームには課金制のものが少なくありません。クレジットカードの登録がなければ課金はできませんが、親のスマホを使わせていたところパスワードを変更して課金していたことが判明したケースもあるようです。国民生活センターに寄せられた、小・中・高校生のオンラインゲームに関する２０２２年度の相談件数は４０００件以上にのぼり、契約購入金額の平均は約33万円だったそうです。

こうした課金はギャンブルや薬物と同様の常習性があります。アルバイトを始める年頃になり、自由にお金が使えるようになると課金が止まらなくなってしまう子もいます。小さなうちからお金の大切さを教える必要はありますし、課金することで起こり得る不幸について子どもに伝えていく義務が親にはあるのです。

［第5章］

子どもに寄り添い、子どもと向き合う
初めての子育てで
子どもとともに親も育つ

やり直しのきかない貴重な15年間

ここまで子どもの心身の発達を促すために、親がしなければいけないこと、してはいけないことを伝えてきました。すぐにとはいいません。少しずつでよいですから、まずは親自身の生活を見直し、そして子どものために時間と労力を使えるように変わっていってほしいと願っています。

この章では子どもたちの未来がより明るくなるために、そして子どもたちが自分の足でしっかりと歩んでいくために、親が子に伝えてほしいことを改めてまとめておきます。

人は気づきを得たときに衝撃を受けます。そして「よし、今日から頑張ろう」と思いますが、長く続かないことばかりです。誰もが完璧ではありませんし、仕方ない部分でもあります。

ですが、一人の子どもの子育ての機会はたった一度きり。お腹に宿った命が15歳を迎えるまで、親が関われるのはその15年間に限られているのです。やり直したいと思ってもゲームのようにリセットはできません。子どもにとっても15年間は一度しかないのです。

親子でこの期間をできる限り最高の時間にするためにも、まずは子どもが3歳になるまで全力で育児に向き合ってみましょう。そして3歳以降は子どもたちの心が健全に育つようにサポートしてあげてください。何事に対しても前向きに立ち向かえる芯の強さを育ててあげましょう。

未来志向を大切に。意欲的に生きる子どもを育てる

未来志向とは将来の目標を定めてそれに向かって思考し、行動することをいいます。どんな仕事に就こうか、何を楽しもう、どんなふうに生きようかと、自分の未来を意識するだけで生き方は変わっていきます。例えば宇宙飛行士になりたいと思ったら、夜空を見上げる癖がつくかもしれませんし、アイドルになりたいと思ったらダンスや歌を一生懸命練習する子もいるかもしれません。

子どもたちは5、6歳になると大人になったら何になりたいとか、何をしたいと言うようになります。子どもながらに大人の社会を少しずつ理解し、成長している表れにほかなりません。大人への憧れも芽生え始め、将来という目には見えないものに思いを馳せるよ

うになっているのです。とても大切な気持ちですし、大事にしなければなりません。親や周囲の大人は子どもの言葉を絶対にバカにしたり、受け流したりせずに目を見てしっかり話を聞いてあげましょう。そして「君が大人になるのが楽しみ」とワクワクする気持ちを伝えてあげてください。

小学生と関わる機会が多い私は、時々「大きくなったら何になりたい?」と子どもたちに聞いてみるのですが、「分からない」「知らない」と答える子が増えてきているように感じています。答えるのが面倒だから答えないという子もいるとは思いますが、真に分からない、何も思いつかないという子は少し問題があるかもしれません。5、6歳で夢を口にできる子がいるわけですから、将来を見据えられていない小学生というのは未熟な部分を持っているのです。

こうした子の多くが、普段の生活や環境が満たされすぎて「今」に不満を持っていません。不満はないほうが良いでしょうか、いいえ、そんなことは絶対ありません。着替えも学校の準備も親が手を貸し、家の手伝いは何もしない、好きなゲームだけをしているような子は未来志向が芽生えにくく、目標のために頑張るという意識が低いのです。

子どもは少しくらい不自由なほうが肉体的にも精神的にも成長のチャンスが多くなります。動画やゲームのような安易な遊びではなく、体力を使うとか少し苦労を伴うような遊びをしている子は、日常での達成感が増えていきます。例えばおままごとをする際にも、素晴らしいキッチンセットに各種食材のおもちゃがそろえられているより、おはじきを野菜に見立てたり、ブロックや積み木でキッチンを作ったりするほうが想像力も創造力も鍛えられます。創意工夫が心の成長を促していくのです。

日々の予定や、近い未来の計画も子どもに考えさせるように導くのも大切です。親が「宿題やったの?」「お風呂に入りなさい」と口やかましく言うのではなく、あらかじめ寝るまでのスケジュールを子どもと一緒に話し合い、時計が読めるようになったら子どもが自分のスケジュール管理を意識できるようにしてあげましょう。

次の土日は何をするか、夏休みの宿題はどうするかなども親が細かく指導するのはよくありません。小学校1年生であれば親がかなりの部分を手伝って良いのですが、学年が上がるごとに子ども自身が決定する部分を広げ、6年生になったときには一人でスケジュール表が作れるくらいのスキルを身に付けさせたいものです。

また、高学年になったら長いスパンでの計画や目標を作らせるのもおすすめです。そのときには、家族全員が「今月の目標」「今学期の目標」「今年の目標」「5年後にしたいこと」と、さまざまな目標や希望を立ててみてください。そして目標は変わってもいいことを教えてください。一度決めても、新しい目標に置き換えてもいい、でも新たな目標のために何をするかは考えようと話してあげましょう。

日常会話の中では「お父さんは今日、こんなことをしてとても楽しかった。次は家族でチャレンジしたいな」「今日はお料理が上手に作れて嬉しかったわ。明日も頑張るね」など、親が幸せだったことを、意欲的な感情とともに話す習慣をつけてください。日々、仕事や家事で疲れていても子どもの前では笑顔で、楽しい気持ちを表現してあげましょう。ポジティブで未来志向な会話のある家族の中で、子どもも前向きで自立した大人に成長していくはずです。

過程が大事と言うけれど、やはり成功体験が大事

「自分でできた」「やったことがある」といった経験は達成感となり、子どもの自信につ

ながります。自信を積み重ねていくと、自分を好きになり、自分を大切にしようと思えます。自分を大切に思う気持ちは、やがて他者を大事にする気持ちにもつながっていきます。

こうした自己肯定感が育っている子は性的非行に走らないと言われます。年齢にふさわしい経験や達成感が人の役に立っていると感じさせ、反社会的行動を抑制する力になるのです。

子どもには「努力をすればできる」という体験をたくさんさせてあげてください。難しいことでなくて構いません。食事の前に箸を食卓に並べられたとか、苦手な野菜を食べられたなど何かをクリアしたときには大げさなくらい褒めてあげましょう。祖父母に会ったときには、子どもの前でできたことを伝えて、祖父母にもたくさん褒めてもらいましょう。

三輪車や自転車に乗れるようになった、つらかったけれど遠くまで歩くことができた、山登りで頂上まで行けた、水泳が上達した、ピアノで新しい曲が弾けるようになったなどももちろん必要ですし、日々のことであれば「積み木を○段積み上げてみよう！」とか、

「縄跳びを連続10回跳んでみよう！」などのテーマを与えてあげるのも良いでしょう。その子にとって達成感となるチャレンジをたくさん作ってあげて、それに向けた努力と成果を褒めてあげてほしいのです。

よく「過程が大事」と言って、成功体験よりも過程を褒める育児を提唱する人がいます。もちろん過程も大事ですが「成功体験」が子どもの自己肯定感を高めるのです。ですから小さな成功をたくさん達成できるように親の工夫が必要になるのです。

とはいえ、勉強で達成感を得るのはハードルがかなり高くなります。ほとんどの子どもは勉強が好きではありません。無理にやらされて結果が出ても、実はあまり良い思いは残らないのです。なぜなら、次もまた嫌な勉強を頑張って目標を達成しなければならないからです。

だとしたら勉強に関しては何点を取ってきても「自分で精いっぱい努力した結果なら、素晴らしい点数だよ」という言い方をしてあげたほうが子どもの気持ちも楽になります。間違っても「ひどい点数」「全然頑張っていないわね」と否定をするのはやめましょう。劣等感を植え付けてしまうと、自己肯定感を高めるのにその何倍も達成感を味わう必要が出てきてしまいます。

親自身が失敗したときには、子どもに隠さず話してみてください。「お皿を割っちゃった」「今日は仕事で失敗しちゃった」と明るく報告するのです。そして「でも次は頑張るね」と言うことで、子どもは「大人だって失敗する」と学び、失敗しても次があると考えられるようになるのです。

会話の多い家庭の子はいじめられにくい⁉

言葉の発達の時期は子どもによって差があるので、なかなかしゃべらないからと焦る必要はありません。だからといって、ただ見守っていれば良いというわけではなく、言葉のシャワーはたくさん浴びさせてあげましょう。家族が話している声や、自分に向けて話しかけてくれている言葉は耳ではちゃんと聞いています。

話し始めは、親の言葉をオウム返しするところからです。単語を教えるときには指をさしながらゆっくり発音してあげましょう。無理に話させようとして、大きな声を出す必要はありません。子どもが安心する優しい声がポイントです。絵本を読んであげたり、歌を歌ってあげたりするのも発語を促します。

言葉が遅くなる家庭環境には2種類あります。一つは話しかけられず放置されているタイプ。もう一つは親が先回りして動いてしまう家庭です。「お水ちょうだい」「積み木取って」など、子どもが要求を口にしなくても、親が察して動いてしまうと子どもは話す必要がなくなってしまいます。

少し大きくなってからは、「お茶」「おやつ」などと単語で子どもが要求してきたときには「お茶がどうしたの？」と聞き返し、きちんと「お茶ください」とか「○○取って」と2文節以上で話させるように促しましょう。

言葉の言い間違いは指摘する必要はありません。誤った事実をちゃかすような言動をとるとか、言い直しさせると、子どもは否定された負の感情を持ってしまいます。覚えなければならない言葉は無限にあるのです。少しくらい言い間違えていても、いずれ整理され正しい言葉を使うようになります。親が慌てないようにしましょう。

言葉は幼児期の発達の基礎です。言葉を知り、聞き、話すことで知識が増え、能力アップにつながります。そして言葉を覚える最も有効な手段が親の言葉掛けですから、とにかく会話の機会を増やしましょう。また子どもの話をゆっくり聞いてあげる姿勢も大切です。相槌を打ち、共感してあげることで、子どもは人との会話が楽しいと理解します。人とのコミュニケーションによって自分の意見を人に伝え、人の考えにも耳を貸せるようになっていくのです。自分の正当性や思考を人に伝える能力は、将来の仕事で役立つのはもちろん、人から誹謗中傷される機会を減らします。いじめにあう確率を下げる可能性さえあります。

何度も言いますが、幼少期から動画を見せるのはやめて、家族の会話で家の中をにぎやかにしましょう。特に2歳までは絶対です。

「どうして?」「なんで?」をきっかけに知的好奇心を育てる

3歳前後になると子どもたちは「どうして?」「なんで?」とうるさいくらいに質問をするようになります。何事にも興味津々で、いろんなことを知りたくなる時期です。親にとっては面倒ですし、忙しいときにはつい「今度ね」「あとで」と軽くあしらってしまうこともあるでしょう。しかし、この時期の「なんで?」「どうして?」は無視してはいけません。正解を答えなくてもいいですから、必ず何かしらの反応をしてあげてください。

子どもの質問に親が答える、この積み重ねで子どもは知る喜びを得て、将来的な知的好奇心を伸ばしていきます。当然、勉強をはじめとする学びの心が育ち、自分から「知ろう」「理解しよう」「身に付けよう」と思えるようになっていくのです。小学生になってから「勉強しなさい」と口うるさく言いたくないのなら、3歳までの好奇心に親が十分すぎるほど答えてあげる必要があるのです。

子どもの質問は、時として答えに窮するような内容が登場します。すぐに答えが出せないものもあるでしょう。そのようなときには「お母さんはこう思うけど、あなたはどう思う?」と逆質問してみるのもいいですし、「一緒に調べてみよう」と、図鑑を開くとか、親子で図書館に行ってみるのも良いでしょう。「知っていそうな人に聞いてみようか?」と提案し、父親や祖父母、ママ友などに協力を得て教えてもらうのもいいアイデアです。

自分の知らないことでも、調べたり、その道の知識のある人に聞いたりすれば情報が得られる事実を教えていくのです。インターネットですぐに調べ物ができてしまう現代ですが、自分の力で情報にたどり着くすべを持つことは、これから先の人生で壁にぶつかったときの強さになります。努力せず、面倒なことを避ける子どもが増えてきていますから、ぜひとも簡単に答えを導くのではなく、多少苦労しても、親子で答えを見つける努力をしてほしいと思います。

幼児期に親と一緒に好奇心を満たす機会がたくさんあった子は、小学校に入ってからの調べ学習で苦労しません。反対に好奇心が満たされなかった子、調べる力が育っていない子は、勉強を好きになれませんし、調べ学習には拒否反応を示すようになってしまいます。

もし、小学生以降に子どもの好奇心や探求能力が育っていないと感じたなら、改めて調べ方を教えてあげる必要があります。ただし、一緒に調べてあげようとすると「黙って見ていれば親がやってくれる」と丸投げ状態になり、待つだけの姿勢になってしまう子もいます。幼児期に親が好奇心を高めてあげられなかったツケですから、そこは時間がかかってもいいですから、子どもが自分で調べられるように促し、親は見守る立場をとってください。

自分で調べて、自分で知識を得る。その喜びを積み重ねていくことで自己肯定感も上がりますし、自分自身を高められることに気づくでしょう。もし、どうしても子どもが調べるのを嫌がる、面倒くさがるようでしたら、今一度、普段の生活を見直してみましょう。親がさまざまな場面で手を出しすぎていないか、動画やゲームなど受動的な時間の過ごし方が多すぎないか、子どもの日常を振り返ってみてください。そして親は子どもの言葉に耳を傾け、真摯に答えていく。賢い子ども、好奇心を持った子どもに育てたいなら実践あるのみです。

人を好きになれる環境づくり

たくさんの人に優しく触れ合って育った子どもは人を嫌いにならない傾向があります。自分に優しくしてくれる人もいれば、叱ってくれる人がいる。助けてくれる人がいたと思えば、見守るだけの人がいる。自分と同じ考えの人もいるし、全然違う考えや、自分の知らなかったことをたくさん知っている人もいる。いろんな人がいて、自分の人生が成り立っていると自然に気づき、多くの人と触れ合うことが人生を豊かにすると理解していくのです。だからむやみに人を嫌わず、いろんなタイプの人と人間関係を築こうとするのです。

子どもが幼いうちはとかく親は孤立しがちですが、できる限り多くの人と子どもが触れ合えるように親は努力しなければなりません。人間関係の基礎は両親、祖父母、おじさん、おばさんなど家族と親戚がスタートですが、近所の大人や子ども、そしてスーパーなどの外出先で出会う人、保育園や幼稚園の先生と、さまざまな人との触れ合いの場を親がつくってあげましょう。

例えばスーパーのレジでも、店員さんに対して「ありがとう」と言うだけで、相手は笑顔でリアクションをしてくれます。保育園や幼稚園では先生に挨拶をするのは当たり前ですが「今日は天気がいいですね」「運動会まであと1週間ですね、楽しみです」と親が言えば、先生は「○○ちゃんはジャングルジムが大好きだからお天気がいいと嬉しいね」とか「運動会のお遊戯の練習、とっても頑張っていますよ」と情報とともに子どもを褒めてくれるチャンスに出会えます。人間関係というのは待っているだけでは構築されず、こちらからのアプローチがあってこそ、芽生え、育っていくものです。そうした関係の作り方を親が子どもに見せてあげてください。

そして、子育て中だからと、両親が家族だけに縛られる必要はありません。両親が協力しあって、互いに友人と食事をしたり、遊びに行く機会も失わないようにしてください。そして、時にはその中に子どもも巻き込んで、一緒にバーベキューをしたり食事会を開いたりと、知らない大人の人に会うチャンスを子どもに与えてあげましょう。

今の環境には会える友人が少ない両親であれば、育児サークルや育児支援センターを利用して友人をつくるのも良いでしょう。人付き合いが苦手な両親もいるとは思いますが、子どもの成長のためにも外へ目を向ける勇気を持ってください。

これから親になる人たちへ

最後にこれから親になる人たちへのお願いをまとめておきます。長年の小児科医としての知識と経験、そして私自身の子育て経験からの思いです。妊活中の人、妊娠中の人、そして今はまだ子作りは考えていない人にも知っておいてほしい情報です。日本を、世界を支えるこれからの子どもが、健康で、明るい人生を自分の力で歩むためにも耳を傾けてもらえたら幸いです。

●体力をつけてください

今の若い女性の多くは、運動量が足りなくひ弱です。「痩せている＝美しい」という思いなのか、驚くほどスマートな人が目立ちます。でも、妊娠や出産には体力と筋力が必要です。お産に耐えられなく帝王切開になるケースも少なくありませんし、さらに難しい出産になってしまうと、子どもの健康に影響が及ぶ可能性が高まります。

ぜひ、妊娠される前から運動量を増やし体力と筋力をつけてください。ある助産院では妊婦さんに鍬《くわ》を持たせて畑仕事をさせていると聞きました。昔の母親は出産直前まで畑仕事をして、何人も子どもを産んでいましたから、きっと理にかなっているのでしょう。もちろん現代で鍬を持って畑仕事というのはなかなか難しいと思いますから、ジムに通うとか、少しでもいいからウォーキングをするなど体づくりをしていきましょう。

●十分な栄養を摂ってください

胎児の栄養は母親の食べたものがすべてです。母親の体重が増えすぎるから食べる量を減らすという考えは、とても危険です。誤った情報がたくさん流れているようですが、「小さく産んで大きく育てる」は間違いだと知ってください。胎児はしっかり大きく成長しないと、さまざまな病気や障害のリスクにさらされてしまいます。

赤ちゃんが育つだけの量、栄養バランスを整えた食事をしてください。特にビタミンD、鉄、亜鉛、葉酸などは重要な栄養素です。

亜鉛や鉄などの微量元素は胎児の発育に必須と考えられています。亜鉛は、身長の成長に大きく関与しているといわれ子どもの成長には大切なものです。新生児期に亜鉛が不足すると、貧血、成長障害、皮膚炎などが現れるようです。胎児期の亜鉛の蓄積は妊娠後期に行われ在胎30週以降に急激に増加します。胎盤血の亜鉛濃度は非常に高くなっているようです。また、母乳に含まれる亜鉛の量は初乳では多く、産後1週間から1カ月になると急速に減少するようです。妊娠末期の胎児、新生児の成長に亜鉛が関わっていることを物語っています。妊娠中の貧血に対して、鉄剤に亜鉛を加えると、鉄剤単独で投与した群に比べ有意にヘモグロビンが上昇することが分かりました。貧血改善にも関与しているようです。2010年「日本人の食事摂取基準」では、妊娠可能な年齢の女性では7~8

mg／日を摂取すべきで妊婦になればその量に付加して2mg、授乳婦では3mgを付加することを推奨しています。2019（令和元）年の国民健康・栄養調査によると20代・30代の女性で1日あたりの亜鉛摂取量が7・3mgと報告されているので、妊娠期には不足状態になっていると考えられます。

●妊娠中は睡眠バランスを整えましょう

胎児は30週を過ぎると、レム睡眠とノンレム睡眠が現れ、昼夜のリズムを刻むようになるといわれています。この時期のお母さんの睡眠リズムが赤ちゃんの睡眠リズムにも影響を与え、発達に問題を起こす可能性があります。

仕事で日勤夜勤を繰り返している人は、妊娠30週を過ぎたら夜勤は避けて規則正しい睡眠リズムで生活ができるようにしましょう。もちろん、夜更かし、睡眠不足もいけません。夜間の睡眠をできれば8時間は取りましょう。子どもの長い人生を考えたら、わずか数カ月、親が睡眠時間をきちんと取る努力をするのは当たり前です。職場の理解を得られないなら、産婦人科の医師から職場に話をしてもらってもよいでしょう。

●出産直後の赤ちゃんの栄養は母乳にこだわりすぎない

出産直後の赤ちゃんを飢餓状態にさせてはいけません。母乳の出が悪ければ、母乳栄養にこだわらずに人工乳を与えて良いのです。後ろめたく思う必要はまったくありません。母乳育児以外を排除してしまうと、飢餓状態によって発達障害と同様の症状が子どもに現れるともいわれています。

赤ちゃんにはしっかり栄養を与えて成長させなくてはいけません。母乳オンリーで育てている場合には、栄養素として大切な鉄やビタミンDが不足しないように母親が栄養バランスに気を付けなければなりません。鉄が不足し貧血になると、赤ちゃんは発達の遅れのリスクを負います。

●3歳までは子どもとべったりでいい

母親は子どもに愛されていなくてはなりません。もちろん、子どもは放っておいても母親を好きになります。でも、安心して子どもから愛される存在にならなければなりません。「あなたを置いてどこにもいかない」「どんなあなたでも大好き」と、子どもに思ってもらうためにも精いっぱいの愛情を注ぎましょう。

若い母親と話をしていると「子どもの愛し方が分からない」と口にする人がいます。でも、考えすぎなくて大丈夫です。たくさんハグをしてください。たくさん言葉かけをしてください。たくさん遊ぶ時間をつくってください。触れ合い、笑い合って遊ぶ機会ができればいいのです。

動画やゲームに頼らずに、抱っこしたり、お腹の上にのせて揺らしてあげたり、少し大きくなったら親が馬になってあげたりと、体と体が触れ合う遊びをたくさんしましょう。抱かれる機会が多かった子ほど、自立心が育ち、自分の未来を自分で考えられる子になるともいわれています。

おとなしくて手のかからない子は危険です。手がかかるのが当たり前、手をかけるのが子育ての基本です。できれば3歳まで、最低でも2歳までは育児休暇を取り、赤ちゃんと一緒に過ごしてあげてほしいところです。2歳までは母親とべったりと過ごし、愛着形成をすることが、子どもの成長には何より大切です。甘やかし過ぎなどと思う必要はありません。とにかく触れ合って、親の愛情をたくさん与え、親のことを好きになってもらってください。

経済状況は相変わらず厳しい日本ではありますが、産後休暇を3歳まで認める社会づくりも必要です。世の中が育児をする親に優しく、そして子どもの適切な成長に目をむけてくれることを心から願っています。

おわりに

2023年10月に70歳になり医療の第一線から退くことを決めました。第二の人生は岐阜の山で活動しようと思い、現在は土岐と名古屋の半々の生活を送っています。名古屋と土岐を行ったり来たりで慌ただしい生活を送っていますが、土岐の山の中にいるときには、物思いにふける時間が増えたせいかいろいろなことが脳裏を掠めます。

地球が誕生したのは、46億年前。先カンブリア紀、古生代、中生代を経て、新生代が始まったのが6500万年前、現在もなお新生代が続いています。人類が生まれたのは、たった500万年前。文明を手にしたのはせいぜい2000～3000年で、産業革命以降の近代文明は200～300年です。

第二次世界大戦が終わって今年で79年が経ちます。この間子どもたちを取り巻く環境は大きく変化しています。戦後、団塊の世代といわれる子どもたちは、1947（昭和22）年から1949（昭和24）年の間に生まれた子どもたちで、この3年間には、年間に260万人の子どもたちが出生しています。第1次ベビーブーム世代です。2023年1

年間の出生数は、75万8631人ですので、子どもの出生数は、3分の1弱に激減しました。高齢化社会、少子化の時代といわれる所以《ゆえん》です。この間も子どもたちの生活様式は変わってきており、1953年にテレビ放送が開始、1970年代前半には各家庭にテレビが普及し、1983年に任天堂のファミリーコンピュータが発売され子どもたちの間にゲームが蔓延していきました。

現代の子どもたちを見ていると、さほど努力をしなくても家庭で安易にテレビやゲームなどで楽しむことができ、夏は涼しく、冬は暖かく過ごすことができ、知らず知らずのうちにつらい経験をしなくてもすんでしまいます。頑張る、我慢をする機会が少ないままに大人になってしまうのです。少子化のため、一人っ子だったり二人きょうだいだったりのケースが多く、手を掛けられ過ぎて育ってしまったためにたくましさに欠けた子どもたちが増えてきているように思われて仕方がないのです。

また、少子化、核家族で育った子どもたちが親になっているため、小さい子どもたちを遊ばせた体験がなく、子どもの成長過程を見る機会もなく大人になってしまっている親も増えてきています。育児を知らない親、育児の感覚が分からない親、子どもの気持ちが理解できない親が増加しています。例えば、子どもを猫かわいがりする親、逆に極端に手をかけない親などさまざまな問題が起きています。

私が最も心配しているのは「子育ての連鎖」です。虐待されて育った親は子どもに虐待をしてしまうことはよくいわれます。発達障害の子どもの親は発達障害ということもあります。人工保育で育てられたチンパンジーは、自分の子を育てられない、育児放棄をしてしまうのです。人間も同じことが起きてしまう可能性があります。正常な子育てがされていない子は、親になっても子育てができない可能性があるのです。人間の場合、反面教師ということはあります。親に似ず子はいい子ということはよくあることですが、遺伝子レベルで周産期の環境要因が組み込まれてしまうと、人間の本質が少しずつ変化してしまう恐れがあるというのです。

少子化は、子どもが減るという問題だけではありません。経済を担う人口が減るといった問題だけではなく、人間の本質が変わってしまう恐れがあると考えています。子育てができない大人を増やしてしまうかもしれないのです。子孫繁栄は生物に組み込まれた本能です。生殖、育児は本能のはずです。猫は、誰に教わることもなく子どもを産み育てます。猫なりのしつけをして子育てをします。少子化で大人になった人間は、子どもを育てようとはしなくなり、面倒な子育てはしたくないと考えたり、お金のかかる子育てには不安があり子どもをつくらないと考えたりという人も出てきています。子育てを理屈で考えようとしたり、子どもの意志を無視して理論的に育てようとしたりしてしまうことも多々あります。中には結婚をしようとしない人も出てきます。結婚をしても高齢結婚で妊娠適齢期を過ぎている人もおられます。知的な人間だから結婚をしないとか、子育てをしない大人が増えているのではなく、本能行動自体が壊れ始めていると思われてなりません。

もしかすると、発達障害の子どもたちが増えてきているのも人類が壊れ始めている表れなのかもしれません。

発達障害は生まれつきの問題といわれますが、生まれつきの問題がこんなに増加することはおかしいのではないでしょうか。

年を取るとばかばかしいことばかり思い浮かんでしまいます。物事を悪いほうに考えてしまいます。人類があまりにも急速に進化し発展した分、生物としてその進化についていけなくなっているのではと心配してやみません。人類が滅びるのもこんなことから始まるような気がします。

どうしたら、生物としての人間がまともになるのか、リセットできるのかを考えてみてください。

本書では、妊娠期から3歳までの幼児期に子どもたちの成長に影響を与える事柄についてまとめてみました。私は、3歳までの生活環境が人間の基礎を作ると考えています。生物学的に人間の基礎です。この間には、育児前期と考えていい周産期（妊娠期、乳児期早期）が含まれます。周産期の問題、3歳までの育児の問題をまとめましたので参考にしてみてください。いくらかでもお役に立てば光栄と考えております。

松川武平（まつかわ ぶへい）

日本小児科学会専門医／医療法人松川クリニック前理事長／病児保育室プチポケット代表

1953年愛知県名古屋市生まれ。1979年、愛知医科大学を卒業後、愛知医科大学小児科学教室に入局し、翌年に名古屋第一赤十字病院に入局。1981年、久徳クリニックで勤務開始。子どもの発達過程、子どもとメディアとの関わりなどについて研究。1986年、父親が理事長を務める松川クリニックに入職し、2000年医療法人松川クリニック理事長に就任。2017年4月より、名古屋市学校医会会長・名古屋市学校保健会会長に就任。名古屋市小児科医会前副会長・現理事／愛知県小児科医会理事／全国病児保育協議会　愛知県支部長

本書についての
ご意見・ご感想はコチラ

小児科歴45年の医師が解説

現代育児の落とし穴

二〇二四年九月一九日　第一刷発行

著　者　松川武平
発行人　久保田貴幸
発行元　株式会社　幻冬舎メディアコンサルティング
〒一五一-〇〇五一　東京都渋谷区千駄ヶ谷四-九-七
電話　〇三-五四一一-六四四〇（編集）
発売元　株式会社　幻冬舎
〒一五一-〇〇五一　東京都渋谷区千駄ヶ谷四-九-七
電話　〇三-五四一一-六二二二（営業）
印刷・製本　中央精版印刷株式会社
装　丁　堀　稚菜

検印廃止

Printed in Japan　ISBN 978-4-344-94846-4 C0037
幻冬舎メディアコンサルティングＨＰ　https://www.gentosha-mc.com/